译文坐标

医疗再生
日 美 现 场 报 道

医療再生　日本とアメリカの現場から

〔日〕

大木隆生

—

著

谭甜甜

—

译

上海译文出版社

目　录

写在前面

这是我回到母校工作的第十个年头。结束了为期十二年在纽约爱因斯坦医学院的工作之后，我回到了母校东京慈惠会医科大学附属医院（慈惠医大医院）。回国的目的之一，是为了将更为先进的美国血管外科治疗方法引入日本。虽然作为一名外科医生，无论在世界哪个医疗机构都能体会到用最尖端的治疗方法治愈患者的喜悦，但能在祖国日本，特别是能在母校用上这样先进的治疗方法让我尤为激动。

回国后，我用我的方式推动了慈惠医大医院外科医局[1]的改革。回国前的 2003 年，慈惠医大附属青户医

---

[1] 医局指日本的大学医学院及大学附属医院的下设组织，相当于中国医院的部门、科室。——译者（本书注释如无特殊标识，均为译注）

院的医疗事故被大肆报道，母校也遭到坊间的强烈指责。2006 年回国后，各媒体争相报道"医疗崩溃"，一时间医疗界被大张挞伐。社会大力声讨医疗过失和医师短缺问题，被年轻人以"3K"[2]为由敬而远之的母校附属医院外科医局，也终究没有逃过其他医院都面临的人员减少的命运，眼看着就要陷入医疗崩溃的恶性循环中。因此，回到母校、重振外科医局成为我回国的一大动机。

20 世纪 90 年代后期，媒体报道了当时接连发生的医疗事故，引发了社会对医疗界的抨击浪潮。从对事故的报道到医疗过失的追查，批判医疗界的话题不断升温，我回国时，国内已充斥着对医疗界不信任的氛围。

然而，根据我在日美的医疗从业经验来看，正如我将会在后文所详述的，这种对医疗界的抨击，反映了社会缺乏对医疗不确定性特征的理解，才会如此不着要点地追究结果责任[3]。

国内媒体为批判医疗界，还特别喜欢将日美医疗环境、水平进行比较。回国后，我常常看到一些媒体人跑

---

〔2〕指"Kitsui""Kitanai""Kiken"，即日语中的"累""脏""危险"三词的罗马音。
〔3〕法律用语，指只要行为人实施了造成危害结果的行为，不论其是否有过失，均应当追究责任。

到美国的医疗机构实地考察，而后写文章批评日本医院对待患者的态度是如何恶劣。比如经常可以看到"美国医院的等候室里不仅铺有绒毯，还有咖啡供患者饮用，相比之下，在日本医院就诊的患者不得不在狭小的等候室里等上好几个小时，得到的诊疗时间却只有三分钟"之类的话。

但事实上，在日本介绍的美式医疗只不过是仅限富人阶层享有的特权罢了。换句话说，这其实是"商务舱"级别的美国医疗与"经济舱"级别的日本医疗的对比，前者专供部分人享有，而后者全民共享，因此绝不意味着我国的医疗状况劣于美国医疗。

再者，鉴于我在美国有近十二年的外科医生从业经验，也体会过不为日本人所知的美国医疗的弊端，即过度商业化带来的社会达尔文主义与伴随而至的社会不信任。同时，为解决此类问题应运而生的分权体制与诉讼对策却造成巨额资金浪费，一言以蔽之，这是一种效率、质量均低下的医疗制度。

目前，日本的医师数量确实谈不上充足。其中，在医院工作的住院医师的状况尤为恶劣。一直以来住院医师工作时间长、工资低，而且每天都需要接触患者。特别是天天都需要与生命打交道的产科医生、外科医生和儿科医生，他们本身工作极度繁忙，还经常被"暴露"在"医疗崩溃""手术失误"等社会批评下，身心俱疲，于是相继选择离开医院。他们中的大多数人会选择开设私家诊所，这样面临社会批评的风险相较而言小得多。因此在2006年，住院医师愈发减少，而在职医师的工作量和压力也不断增加，医疗界即将陷入恶性循环。

九年后的现在（2015年5月），声讨"医疗崩溃"、抨击医疗界的气氛大为缓和。虽然医师短缺，特别是基层医师短缺的状况依然严峻，但现有的医科大学里编制人数有所增加，有两所大学也在时隔三十七年后重新开设了医学院。虽说医师数量不足的困境并未迅速得到解决，但总体而言在朝着积极的方向发展。然而，由于医师数量过剩会带来医疗费用激增与过度竞争的问题，所以有必要采取灵活应对的措施，如将来医师充足的时候，将医学院自2008年后增加至一千四百余名的现有编制人员数量削减至原有数目。

长期以来，医生和护士们凭借着高昂的士气，在残酷的工作条件下支撑着我国的医疗体系，这士气是他们的职业使命使然。但实际上，这个体系却犹如精致的玻璃制品般脆弱。那些有关医疗事故耸人听闻的报道、一味追究结果责任的医疗抨击自然招致了大众与患者对医疗的不信任，同时过度地煽动了人们的权利意识。结果，患者的笑脸和感谢从医院消失，医者之心遭到伤害，本就因为医疗抨击浪潮而受损的医生们的工作动力进一步降低，最终，"玻璃制品"被毁坏殆尽。因此，我们必须承认，仅仅通过改善工作环境和增加医师数量来重振医疗界是不够的。而通过TPP[4]改善国内医疗制度、引入美国赏罚分明的做法和"商务舱"式医疗服务，则会让日本医疗体系陷入更加困难的境地。

基于以上情况的考虑，我不断在各大媒体呼吁，也在自己工作的慈惠医大医院外科医局推进了改革。这可以说是一场小型的社会实验，其关键词为"衣食丰，寻初心"。

这样的想法我早已有之。从美国的大学医院辞职并回到国内之后，我的收入虽然降到以前的十分之一，但这份工资足以维持我一家四口的衣食住行，所以没有任何不满。满足了基本的衣食住行之后，多余的钱也不过是用来购买豪宅豪车游轮等非必需品，说到底也就是图个开心。而这个能用钱买到的开心是有限的，也容易让人感到厌倦。相较之下，在外科工作中凭借自己的医术治愈患者的快乐却普遍而广泛存在。

---

[4] 全称《跨太平洋伙伴关系协定》，旨在促进亚太地区贸易自由化。该协定是涵盖卫生措施、服务贸易等内容的综合性自由贸易协定。2017年，美国单方面宣布退出该协议。

因此，重振慈惠医大医院的外科医局时，我们将口号定为"构建安心和使人雀跃的农村社会"。我们认为，那种能让医生感受到使命感、心动不已的理想工作环境并不存在于美国，而存在于昭和时期全面采用终身雇佣制的日式企业，甚至更早时期的日本农村社会。

在我们构想的"村子"里，"村民"相互认同，能够形成相互促进成长的伙伴关系。这里不存在蛮不讲理，事情办得好了，医生会收获患者的笑脸和同事的赞赏，这样的"村子"能让人一辈子都安心受雇于此。朝着这样的目标付诸努力之后，一时间人员大量流失了的外科医局由一百九十六人增长到二百七十七人，轻松、积极向上的工作环境得以构建。

这项社会实验仅仅是意识上的改革，并未花费一分钱。我们做的只是和同伴一起努力促进医疗进步，在收获患者的喜悦的过程中感受到贡献社会的实感和激动。换言之，就是让组织回归本来的面貌，让医生重新认识外科工作内在的价值。

这是一个凭借着热情和信念在美国从无薪医生升到教授位置的外科医生的故事，也是一个以美国医疗制度作为反面教材，并通过意识改革实现医疗重振的案例。我希望借此给医务工作者和享受医疗服务的人们，提供一个组织架构和医疗形态方面的参考。

第一章
美国医疗体制的"光"和"影"

从 1995 年开始，我在美国的阿尔伯特·爱因斯坦医学院（下文简称为爱因斯坦医学院）工作了十二年。

关于我去爱因斯坦医学院工作的前因后果、在那些岁月中的种种经历，这些内容都将在后文详细介绍。首先，我想让各位读者了解一下我在美国医疗第一线的亲身体验。只有大家对美国医疗界的实际情况有所了解后，才能真正理解日本医疗界所面临的困境，这也有利于大家思考相应的解决对策。

日本媒体歪曲报道下的真相

很长一段时期，许多人都对美国的医院有如此印象：医院的地上铺着软绵绵的绒毯、待诊室供应着咖啡、几乎可以忽略不计的等待时间，再加上足足一小时的诊疗时间。国内媒体总喜欢拿这些事情来大肆报道，让人产生"美国医疗非常好"的错觉。

确实，美国既有豪华的医院，也有把患者当成酒店贵宾般对待的医疗服务。然而，这需要每年支付四十万日元以上的商业保险费用，因此，能享受这些的群体只是中产以上的富人阶层，或者是大型企业的员工。

日本实行全民医保制度，所有的国民均需加入国民健康保险，但是，在美国，公共性质的保险仅对缴纳税金且符合一定条件的老龄群体、贫困群体以及残障人士开放。六十五岁以上的老龄群体以及残障人士加入"联邦医疗保险"，"联邦医疗补助"则为符合资质的低收入群体提供医疗费用上的协助，而这些保险的覆盖率仅占到美国国民的 20%。

因此，在美国，六十五岁以下的普通人如果要加入医疗保险的话，就必须以个人身份购买民间的商业保险。如国内的汽车任意保险[1]和人寿保险，种类繁多，个人可以根据自身情况选择合适的保险计划并投保。

然而，这些商业保险实际上非常昂贵，即便是最便宜的种类，每人每年也需要缴纳约三十万日元的保险费。而美国在许多行业实施金钱激励制度，造成了巨大的薪酬差距，真可谓"朱门酒肉臭，路有冻死骨"。

假如一个年收入三百万日元的四口之家需要购买商业保险的话，四个人各三十万日元，一年就需要一百二十万日元，显然，这样的家庭无力负担。事实上，美国有五千万人，即20%左右的国民没有保险。

我住在纽约的时候，有一次从医院附近打车，遇见一个左手缠着好几圈绷带、单手开出租的司机。

"您的手是怎么回事？"

"唉呀，之前摔了一跤，一直痛着呢。"

"我给您看看吧。"

于是，我让他停了车，帮他看了看，发现他的手指骨折了。我劝他去医院，但是他说："我没保险，还是算了。"

"您这里应该是骨折了，找一块板子夹住可能会好

---

[1] 日本的车险分为"自赔责保险"和"任意保险"，前者为强制性保险，类似中国的"交强险"，后者则为强制险覆盖范围外的内容提供保障。

些。大概固定一个月就可以痊愈了。"

就这样，我给了他一些诊疗建议。下车的时候，他不肯收我给他的二十美元出租车费。

"我既然坐了您的车，车费请一定要收下。"我说。

他回我："不不，您帮我省了去医院看病的钱，真是帮了大忙。我没保险，去医院的话肯定要花很多钱治疗，就是想去也去不了。"

享受国内医疗的人肯定会觉得这很夸张吧。但这就是事实。美国的医疗费用高得令人咋舌。

比如，做阑尾炎手术在医院待上两天一晚的话，需花费三百万日元。所以，在美国，没保险的人要是急性阑尾炎发作，痛到不得不跑去医院做手术的话，医院会向他们收取三百万日元的费用。可以说，没有保险的中间阶层和低收入群体每天都面临着因家人生病而导致个人破产的风险。而自从我遇见那位骨折的司机之后，每次乘坐出租车我都会做一个小调查，询问他们是否有医疗保险，但从来没有一个司机给过我肯定的回答。可以想见，他们随时会因为家人的重疾陷入个人破产的绝境，换句话说，他们相当于每天都在和上天赌运气。

商业保险贵，自费看病也贵，而国内媒体几乎没有报道过美国医疗这些方面的实情，只是一味地放大美国医疗的好，然后煽动道："日本应该向美国看齐，迈入先进医疗国家的行列！"

无法保护弱者的保险制度

2014 年美国开始实施新的医疗保险制度（俗称"奥巴马医保"），这也受到当时日本媒体的热切关注。该制度计划通过鼓励民众加入商业保险、扩大"联邦医疗补助"的对象群体来实现全民医保的目的。

那么，美国的老龄人群、低收入群体要如何加入公共性质的保险呢？或者说，加入这样的保险能让他们享受什么样的医疗呢？让我用一个有关低收入者享受的"联邦医疗补助"的例子来说明一下。

实际上，我刚到美国生活的时候，就加入了"联邦医疗补助"。因为，我离开日本前我刚结婚的妻子就怀孕了，所以我以无薪研究员的身份移居到纽约的时候，立刻就需要加入保险。

假如没有保险就让怀孕的妻子在纽约生产的话，会产生高额的医疗费用。而万一生产的时候发生意外，需要进行特别治疗时，则有可能产生上亿日元的费用。当时脑子里想到的就是立刻收拾行李回国。但我将这个情况和爱因斯坦医学院的工作人员讲了后，他这样说："大木医生，您在这里工作好像是无薪的对吧。这样的话，您可以加入以领取生活补助的人群为对象的保险，不如您试着申请一下？"

这位工作人员所说的就是"联邦医疗补助"。然而，我当时虽然在美国没有收入，但在日本仍然是大学医院的在编医师，妻子也同样是医师，按照我们这种情况，应该申请不到生活补助吧？一边这样想着，但还是决定听从工作人员的建议去试一下。

从纽约市政府领取到的申请表上，需要填写房租、名下车辆的种类和年份、过去三个月的电话费、银行户口里的余额等非常详细的信息，都是一些证明"我很穷"的条目。

我们租住的公寓在爱因斯坦医学院所在的布朗克斯区，月租为十三万日元。往国内打电话也都是采用对方付费的方式，所以话费也花不了几个钱。车是二手的，美国的银行户口中只有九万日元。这就是我们需要在申请书上填写的所有内容。

实际上，我们在日本的银行户口中存了八百万日元，以应对之后一年在美国的无收入生活，但是显然政府不会调查到如此细致的地步，所以我们顺利地通过了审查。如果名下有高档车或者不动产，也不向政府申报的话，就无法加入"联邦医疗补助"。同时，如果当时年收入达到九十万日元及以上的话，也无资格申请"联邦医疗补助"。

加入"联邦医疗补助"后，妻子去医院分娩就是免费的了。但是由于是低收入群体的医疗保险，所能享受到的医疗服务也非常有限。医院是指定的，并且在正常分娩的情况下，我们需要在十二小时内办出院手续。我家的长子在妇产医院出生时是傍晚5点，按照规定第二天早上5点前必须离开医院。我们想着一大早就要出院的话还不如晚上出院得了，所以晚上10点，我带着刚生产完的妻子和刚出生的儿子乘车回到了我们的公寓。

带着出生才四五个小时、身上还沾着血的宝宝回自己家，这是日本的妈妈们无法想象的。当然，能顺利通过"联邦医疗补助"的审查，享受完全免费的分娩医疗服务无疑是很幸运的。而相应的，这些医疗服务也难免会是最低限度的。

也正是由于我亲身使用过"联邦医疗补助"，所以才深刻地体会到美国医疗制度中存在的巨大落差。我很感谢美国胸怀宽广地让我们这些才来美几个月的人加入公共保险，同时，我也觉得日本的全民保险制度着实可贵。此外，纽约市还有为使用"联邦医疗补助"生产出来的宝宝提供免费牛奶的"Milk Stamp"计划，但我们心有愧疚，所以并没有申领。

因病导致的个人破产

在美国，有些医疗保险公司私底下将支付给客户的保险费称为"医疗损失"（medical loss），换句话说，他们把客户交的保险费都视为公司收益，而从中拿出来赔付给客户的不被当成医疗费，而被看成是损失。

尽管我可以理解股份公司尽可能提高股东的分红是其"最大的善"，但这种过于不顾客户利益的说法还是让我觉得很刺耳。更过分的是，这些不顾客户利益的人原本应该是救死扶伤的医生。大型保险公司通常会聘请几百号医师，他们的职责是审查医院给生病的客户制定的治疗方案，以此尽可能地减少赔付给客户的钱。

比如有这样的例子。某医院的血管外科会为患者提交这样的申请书："贵公司的客户史密斯先生要接受主动脉瘤手术，术前需要拍摄 CT，请给予许可。"

收到申请后，保险公司的医师会以拒绝这样的要求为目的，详细调查患者的情况。例如，他们会以如下理由拒绝："患者已于六个月前拍摄过 CT，所以我们认为没有再次拍摄的必要。"

有关治疗的事宜需要得到保险公司的许可，这在日本的医院也是绝对无法想象的。然而，在美国，别说治疗了，就连 CT、MRI 等检查都需要提前向保险公司提交各种申请书。除了急诊患者这种例外，保险公司不会为任何未取得许可的医疗行为付一分钱。很多情况下保险公司都会退回附上医师签写"拒绝"（reject）字样的申请书。在金钱激励制度的驱使下，保险公司的医师越是压缩顾客的保险赔付额，就能获得越多的分红，所以他们除了考虑身为患者的顾客的身体状况之外，还要想着如何能多赚一些钱。医生们为了救死扶伤学到的医学知识，却成了剥夺患者治疗机会的工具，真是黑色幽默。

另一方面，在医院工作的医师也会受到金钱激励制度的驱动。如果提交到保险公司的治疗方案被驳回的话，不仅会损害到患者的利益，也会影响医生自身的收入。因此，医院的医师不得不和保险公司的医师就患者治疗问题斗智斗勇。

当立场不同的医师们进行激烈的"拉锯战"时，患者却不知内情，只能"任人宰割"。即便他们每年要交上四十万到五十万日元的高额保费，但不一定能享受到理想的医疗服务。如果决定的治疗方案保险公司不予许可的话，他们也只有自费支付了。

上文提到，阑尾炎手术的费用大约三百万日元，而如果碰上心肌梗塞、癌症等复杂手术，则需要住院三周左右来接受必要的治疗，这样一来，医疗费用轻轻松松就能达到好几千万日元。

面对高额的医疗费，日本的全民保险制度可以通过扣除、垫付制度解决。而在美国，这甚至会引发次贷问题，所以个人破产最大的原因就是高额医疗费用。

顺便一提，我想大家去美国旅行的时候，都会在机场等地方购买一定期限的境外旅行保险吧。但并不是买了这样的保险就可以安枕无忧了，原因是这些医疗保险都设定了两千万日元左右的最高上限。所以，在旅行期间，如果只是阑尾炎这种程度的疾病倒无大碍，然而，如果发生意外，比如交通事故造成多处重伤、心肌梗塞、脑梗塞，就会产生高额医疗费用，轻易超过这个最高上限。这种情况下，差额部分就只能自掏腰包了。前阵子就发生了类似的事件，引发了社会热议。一个加拿大孕妇在夏威夷旅行期间，因为早于预产期分娩，被医院要求支付一亿日元作为生产早产儿的医疗费用。不用说，这笔要求支付超过了两千万日元的天价医疗费在美国以外的其他国家肯定是无法想象的。

商业保险招致的家庭悲剧

在崇尚契约精神的美国，实际上却潜藏着许许多多游离在违法边缘、可趁虚而入的漏洞。比如，在美国购买手机入网时需要签署合同，当然，这最近在日本也已经很普遍了。当时的合同是一本大约一厘米厚的小册子，上面密密麻麻地罗列着有关合同事项的细小文字。事项中有一条写着"两年内解约的话，需要支付赔偿金五百美元"，但我想大部分人并不会读得那么仔细。

这样一来，如果有人两年内解约的话，就会被罚款五百美元。即便向电话公司抱怨，也只会得到这样的回复："我们已经在合同上写明了，没有仔细读只能说是您自己的问题了。"近年，日本也有将这一商业模式逐步普及的趋势。所以，只要不违法，骗到人就算你赢，这样的想法已在整个美国蔓延。

商业保险中也有类似的例子。我在爱因斯坦医学院曾经给一位病人做过手术，该病人的家庭就有如此悲惨遭遇。患者是一位患有胸腹主动脉瘤的老年女性，为了给她装置人工血管，她从胸到肚子的部位被大面积切开，该手术进行了八小时，最终成功。

但是，她的恢复情况却不是很好。由于年纪大、手术时间长，再加上肺部旧疾恶化，所以住院时间延长，出院的时候已经是术后第六周了。同时，出院的时候仍然需要护理，所以并没回家而是直接进了护理院。

某天，病人的女儿打电话过来说："保险公司突然要我们支付四百万日元的费用。"

仔细询问之下才知道，她母亲购买的医疗保险中设置了年住院天数和护理院的滞留天数限制，所以这四百万日元是超额的费用。保险公司还通知她们，之后在护理院的所有费用都要自行承担。

"虽然我们跟保险公司说，事发突然无法筹到四百万日元。但对方却回复，那就卖掉房子来支付。慌忙之下咨询了律师，他告诉我们，保险公司所说的符合双方签署的合同，上面也有你母亲的签名，所以他们的要求是合理的。我也仔仔细细地将合同从头到尾一字不落地读了一遍，发现上面确实用很小的字写着住院和护理的天数限制。我们到底该怎么办啊？"

这与上文谈到的购机入网时签署的合同简直如出一辙。虽然我发自内心地同情这个哭诉的姑娘，但实在无能为力。最终，她只得把父母的房子卖掉，和父亲租房度日。她还是选择了想方设法给母亲偿还医疗费的道路。

那之后不久，她母亲在护理院断了气。父亲在失去了心爱的家之后又失去了妻子，承受不住接二连三的打击，最后被送进了身心疗养机构。然而，像这样没好好读合同而稀里糊涂地签了字，最终走上了和这家人类似道路的美国人估计还有很多。

顺带一提，这样压榨赔付用的医疗费用后，大型保险公司的总经理可以拿到十亿日元以上的年薪。可以说，这份不合理的天价薪水"凝聚"了许多客户的血泪，他们顾虑到身体的不时之需，勤恳工作勉勉强强买上这份高额医疗保险，却只能享受如此待遇。

需要经营手腕的骨干医生

接下来，我将结合我的经历，向大家介绍美国医院的医生与保险公司的医生之间的"竞争"。作为预备知识，我先向大家说明一下日美大学医院之间雇佣制度的差别。

在日本，不管是新人医师还是有经验的医师，都是医院直属员工。与之相对，美国的大学医院直接雇用的只有护士、麻醉师、放射科医生、病理医生，其他员工都由各科室自行雇用。

实际上，美国医院的各科室基本都是各自借用医院的场所，独自进行经营。就如我所在的血管外科，也是付租金给爱因斯坦医学院，然后由该科室主任[2]实际

---

[2] 日文原文为"诊疗部长"，虽然职能划分不一，但诊疗部大致可理解为中文语境下的"科室"。慈惠医大医院的诊疗部门下设如血管外科等诊疗部，大木隆生为该科室诊疗部长，统筹管理血管外科团队。因此，诊疗部长大致等同于行政职务"科室主任"。

经营。简单来说，美国大学医院里的血管外科、脑外科等科室，就像百货商店里有着门店的时尚名牌，这样说的话可能比较容易理解。

对于入驻百货商店的名牌店铺来说，营业额越高就能付更多的租金，从而扩大门店面积。但是，一味追求利益也会使风险上升，例如营业额一旦下滑就会面临不得不缩小规模的命运。美国的医院科室也是如此。

同时，各科室之间也存在"等级分化"，根据营业额的高低，各科室在医院的外来临时帐篷以及手术室的占有率就会相应地发生变化。换句话说，各科室均为独立核算，最高负责人既是医生也是老板，因此需要具备相当有力的经营手腕。

我从 2002 年开始担任爱因斯坦医学院血管外科的主任，负责科室的整体运营。科室主任在预算决策上具有很大的话语权，比如可以决定下属们的奖金数目。而针对鼓舞团队士气这一问题，显然不同于后文我将谈到的日本医院的组织运营，管理手下的六名外科医生，加上护士、事务员等，含我本人总计三十七人的团队还是相当简单的。我采用的是相当美国式的做法，设置手术台数、论文数量等评价项目，并以金钱作为激励制度。作为主任，还需要与医院交涉有关租金的问题。例如，当患者增加、五个外来临时帐篷显得拥挤之时，我会向医院要求："血管外科再多付五百万日元，请将我们的外来临时帐篷增加到六个。"总之，医师可以任意支配自己赚到的诊疗费（doctor's fee）。这种交涉在日本医院显然不会发生，因为日本没有诊疗费这一概念，医院会作为一个整体来收取包含手术费、住院费在内的所有诊疗报酬[3]（营业额），然后再拿这笔钱给员工发薪水、奖金。

比较麻烦的是与保险公司的交涉。如果是日本的大学医院，会由医院的事务员统一向保险公司收取诊疗报酬，而美国的大学医院则需要各个科室自行雇人处理。

正如我前文举的例子，动脉瘤手术前的 CT 检查申请被保险公司拒绝后，我们会再次寄送写有"该患者确实在六个月前进行了 CT 拍摄，但出于某某原因有必要重新接受一次检查"之类表述的文书。

面对这样的要求，保险公司会再找其他的理由搪塞拒绝。到了第三次，我们寄送的文书上就会写上"CT检查是绝对不可或缺的"。类似的交涉不断来回反复。但是，美国是一个诉讼社会，如果相关表述过于忽视患者利益的话，就会有被告的风险。所以，为了在这些"争

---

〔3〕患者使用保险看病时，由于非由患者直接支付，因此医院需要向保险公司索取与该医疗行为等价的费用，该部分的收入称为诊疗报酬。

夺战"中取得胜利，我们有必要加强"防御"，并确保雇用到出色的交涉人才。这样一来，组织进一步复杂化，文书堆积如山，造成钱财浪费，双方也陷入无意义、无休止的竞争中。

我担任爱因斯坦医学院的血管外科科室主任的时候，科室总共有三十七位职员。其中，外科医生含我共七人，负责向保险公司收取诊疗报酬等事务的专员七人。也就是说，每一位外科医生需要配置一位保险事务专员。与之相对，我现在工作的慈惠医大医院中，外科医生和"专员"的比例是六十人对应两人，差别明显。可见美国医疗体制的低效，而如若达不到每一位外科医生配置一位保险事务专员的比例的话，诊疗报酬就无法收回，更加麻烦。

作为保险事务专员，需要具备高度专业化的知识和灵活性，但显然个人能力存在差异。因此，我担任科室主任后，特别设置了经理一职来统管负责保险事务专员。和下属的外科医生们一样，我招聘经理时也制定了金钱激励制度，诊疗报酬回收率每提升 1% 就奖励一百万日元。结果，我招聘到了非常优秀的经理。这也反映了美国社会的一个侧面，人才在市场上的流动性使得雇主可以用钱雇用到优秀的人才。

在爱因斯坦医学院的血管外科时，除去另外计算的住院费外，我们七位外科医生每年可以赚到五亿日元以上的诊疗费，但是，这些钱的大部分都要被用来支付以上事务的开销。所以，老实说，美国的医疗制度既浪费时间又浪费金钱。另外，除去我们向保险公司收取的诊疗报酬外，医院还会向保险公司收取住院费（hospital fee）。

听我这么一说，你们可能会认为美国的手术费很高，其实并非如此。例如，在日本做主动脉瘤手术诊疗费会更多。美国贵的是天价住院费，住一晚会超过一千美元。不过，由于美国的外科医生是精英中的精英，所以赚的钱相应也很多。

日本媒体经常说："日本应该向美国学习，在医疗方面多花点钱。"美国的医疗费用大约是三百万亿日元，占国内生产总值（GDP）的 17.1%，与之相对，日本只占 10.3%，所占比例在发达国家中是最低的。

我也认同日本应该加大对医疗投入的观点，但是关于如何使用费用的问题，就不应该以美国为师。美国每年三百万亿多日元的医疗费用中，大约有 20% 即七十万亿日元（约为日本医疗花费总额的两倍）属于事务开销等无用的间接花费。这些钱并不是花在与国民的健康和幸福相关的事业上，而是拜金主义者们的零和博弈。这就是美国医疗的真面貌。

汇报与内部举报乃公民义务

读到这里，我相信各位读者已然对日美两国医疗界的状况、医师的立场等方面存在着巨大差异这一事实有所了解。此外，两国护士的角色也不太一样。

在日本，护士承担本职工作的同时还需要辅助医师，担当联系患者与医师的中间人角色。而美国对护士这一方面的要求更高，需要护士作为患者的代理人（patient advocate），简单来说，监督并检查医师是否对患者进行了恰当的治疗也是护士的职责。

在美国，医师可实施的医疗行为在与医院的合同中有着明确规定。比如，我在美国取得了医师执业资格，并作为血管外科医生与爱因斯坦医学院签订了合同，所以，我只能进行血管外科领域的手术。即便我在日本的时候有很多胃癌手术的经验，但也不可以进行胃癌手术。

由于美国的医院是开放性质的，所以不仅像我这种附属于大学的医师可以进行诊疗，附近私家诊所的医生也可以使用爱因斯坦医学院的手术室。当其诊所出现有需要进行手术的患者时，就可以联系医院的手术安排部门预约手术室的。

而接受手术预约的手术室负责人会立即在电脑上确认手术内容是否与合同一致。例如，接到"大木医生想要预约下周三的手术室，进行胃癌手术"的预约并在电脑进行检索后，电脑画面就会显示"不一致"。手术室的护士就会将此事汇报给医疗安全部，接到汇报的医疗安全部员工则会火速联系我："大木医生，您不具备进行胃癌手术的资格（operating privilege），请停止该手术。"

最近，日本发生了一些手术医疗事故，引发了社会热议。这些手术采用非常先进的腹腔镜手术方式，但未得到大学伦理委员会的同意，也不适用于保险报销。而在美国，由于存在上述检查制度，就能防患于未然，不至于发生像慈惠医大附属青户医院那样的事故。

同时，在美国，如果手术室内发生了不当的医疗行为或者医疗失误，护士也会毫不犹豫地进行内部举报。即便这样做了，他们也不会像日本的护士一样有内疚感。因为，对他们来说，报告组织内部发生的可疑犯罪行为，就如同目击到中央公园发生的暴力行为后报警一样，是自己的义务，而且这种思想早已根深蒂固。

此外，美国社会对医师的信任度并没有日本高。所以无论护士还是患者，都是基于"医师性恶说"这一认识来采取行动的。住院医师也好，私家诊所的医生也罢，都处于金钱激励制度的驱使下，最终形成了"手术做得越多挣得就越多"的机制，所以整个社会自然也会形成一种共识："不好好监督医师的话，他们就有可能为了利益而做些不必要的手术。"

诚然，有了这样的检查机构，医师确实不能为所欲为。但反过来看，上述保险公司的审查行为，以及医疗警察式的组织的活跃，也都是出自对医疗、医生不信任的副产物。

互不信任的患者和医生

我想许多人应该都听过"知情同意"（informed consent）这个词。自 20 世纪 80 年代以来，该词在美国迅速流行，尔后也传到日本，现在应该已经广为人知了。

这个词的意思是，医师向患者解释病情和治疗方案，从而让患者在充分理解的基础上，自行对治疗方案作出决断。日语一般译为"解释与同意"。

历来，美国和日本对治疗方案的选择都为家长主义所主导。这一氛围下，出现了一些医生为了赚钱进行不必要的治疗，同时也引发了医疗事故，带来相应的社会问题。而以这些问题的暴露为契机，"知情同意"得以普及，这体现了尊重患者的"知情权"和"选择权"的意识，从而达到保护患者的目的。

那么，"知情同意"仅仅是从患者的利益出发吗？并非如此。从医务工作者来看，"知情同意"的目的也可以这样表述："病情也好治疗方案也好，我全都跟你说了。治疗过程中或者治疗后可能引发的并发症或副作用，我也确实解释了。所以，这是你在充分理解、知晓的基础上选择的治疗方案。那么，之后发生的所有后果都将由你自行承担。"

也就是说，对医师来说，"知情同意"让他们有理由事先把治疗伴随的风险摆在患者眼前，从而避免事后纠纷，因此是一种自我防卫手段。

在爱因斯坦医学院担任无薪研究员的时候，我就见识了在美国的外籍医师的工作是从给患者解释并发症开始的。比如医生会这么说："这台手术是全麻，所以心肌梗塞的发生率为3%，脑梗塞为2%，肠梗阻为1%。然后手术死亡率为5%。那么，您打算接受手术吗？请秉承对自己负责的态度做决定。"

我想，患者突然被这么一说肯定会感到困惑，并对医师抱有不信任感。因为，没有人会愿意将自己的性命托付在一个上来就为明哲保身找借口的医师身上。

为什么大家一上来就找借口呢？本来就不安的患者抱着求助的心态来到医院，但医师只会对他说一些不吉利的话，我总觉得很怪。

我认为，当医生抱有使命感与患者打交道时，会把构筑双方的信赖关系视作与担心风险同等重要，甚至是更为重要的事。但现实是，许多医师违背"知情同意"的本意，普遍将其作为他们的"免责声明"，导致了美国的医师和患者之间的信赖鸿沟越来越深。更令人遗憾的是，日本也有这样的趋势。

难以构建具备医患信赖基础的国家

目睹过美国医师的"知情同意"的做法之后，我决心将其视为反面教材，朝着"构建无法找借口的、具备医患信赖基础的医疗"方向而努力。老年人的血管疾病手术，特别是严重的主动脉瘤手术，不仅会引发心肌梗塞、脑梗塞、肠梗阻等并发症，术中及术后的死亡风险也不低。

但是，我认为并没有必要将所有的风险一股脑地告知给患者。因为，如果医师这么说，"那么，我想所有的风险您应该都有所了解了，所以，关于选择哪种治疗方案，请自行负责并作出决定"，反而不能获得患者的信赖。因此，假如别无他法只能做手术，且经过医师的判断认为患者可以通过手术延长生存期的话，我会这样跟患者说："就我的诊断而言，您最好还是接受手术。虽然有一些风险，但还是比保守治疗要好得多。如果您觉得我还信得过，就交给我吧。"

如果不具备作为一名外科医生应有的实力和自信而说这样的话的话，显然是有问题的。但是，医师凭借着一定程度的经验和自信，判定手术具有明显的正当性，那么就应该在构建信赖关系上多花些时间和口舌，而不是给患者罗列风险。

"这么专业的东西我也不懂，更别说要自行决定治疗方案了。我就想找到一位值得信赖的医生，然后诚心诚意地配合他治疗。"这应该是大多数人在面对性命攸关的大手术、需要做出抉择时的心声吧。不过，假如是癌症患者，还可以接受除手术外的药物、放射线等其他治疗方式，同时，各种治疗方案的优劣有充分讨论的余地，患者的价值观和生活方式也会影响治疗方案的选择。在这些情况下，医生就有必要遵循"知情同意"的本意，在充分和患者商讨之后再进行决定。

无论美国还是日本，都需要在术前取得患者的手术同意书。同意书上需要医师填好手术方法和相关的风险。在美国，如果手术同意书写得不够详细的话，可能会引官司上身。我在爱因斯坦医学院的时候，基本都在建构起信赖关系的基础上和患者打交道并实施治疗，虽然也出现过力有未逮而导致死亡的病例，但在美国从来没有因此引发过纠纷。

和美国一样，这些年，日本的医疗诉讼也有所增加。其中大多都是由于患者及家属对治疗过程或结果有所不满，变得疑神疑鬼，甚至认为存在医疗过失，最终走上了诉讼的道路。假如患者抱着不信任对方的态度接受治疗的话，碰上手术感染或者和过失全然无关的并发症时，他们也会怀疑这可能是手术失误导致的。反过来说，如果信任医师的患者增多的话，对医疗服务抱有不信任、不满的患者就会减少。我认同"知情同意"的本义，但如果不灵活变通的话，医师的术前说明听起来就成了免责声明，这样一来，反而会助长患者对医疗服务不信任的心理。这是我们应该认识到的。

医疗诉讼中异常高昂的赔偿金

前文提到，美国多达三百万亿日元的医疗支出中，有两成是以事务开销这种间接形式被无端消耗掉的。除此之外，医疗诉讼上的花费也不可小觑。

2005年，纽约法庭做出了一个令人讶异的判决。一位脑瘫婴儿的父母将医师告上了法庭："我家孩子生出来就脑瘫是医师的失误所导致，因为他没有果断地给我剖腹产，而是强行让我自然分娩。"最终，法庭做出判决，要求产科医生支付二百亿日元的赔偿金。

美国的法庭实行陪审团制度，陪审团成员从普通市民中随机抽取。陪审团不仅会做出裁决，也有权决定赔偿金额。

在这场官司中，原告律师安排脑瘫的孩子出庭，直接向一众陪审员哭诉："请大家看看这个孩子，要是那位医生进行剖腹产的话，这孩子现在就能正常上学，也能打篮球。但是，你们看看他现在这个样子，那位医生的所作所为简直毁了这个孩子的人生！"

日本人可能觉得这位律师演得过头了，但效果却是显著的，众陪审员纷纷落泪……这直接导致产科医生被判处了高额赔偿金。

这个案件中还有一个导致赔偿额增加的原因，那就是庭审调查过程中被告作伪证的事情败露，令事态雪上加霜。这就是所谓的惩罚性赔偿。

即便如此，二百亿日元的赔偿金还是令人咋舌，也给产科医疗带来了巨大影响。在号称诉讼社会的美国工作，医师们无一例外都要小心翼翼，希望不要惹上官司，其中尤以产科医生为甚。

此案之后，美国的剖腹产数量直线上升，显然是因为产科医生们希望尽可能地减少诉讼的风险，从而导致了非必要的剖腹产增加。不仅产科医生，就连外科，所有医疗方式都由于担心诉讼而变得更具防御性。

与内科医师相比，外科医师面临着更多的诉讼风险，如果没有购买高额的医师责任险的话，就无法从医院获批上述的"实施特定手术的资格"，所以医师们都毫无例外购买了保险。我也购买了年保费约为七百万日元的消费型保险。不过，美国的医院都会为医师支付七百万日元的保险费。与之相比，现在日本支付的医师赔偿责任险费用为六万日元。七百万和六万，这如实反映了日美诉讼风险的差异之大、美国医师面临的诉讼风险之高。然而我在美国的时候，保险费都由医院或者科室支付，在日本则需要自掏腰包。因此，虽然只有区区六万日元，对医师来说也是负担。

实际上，我从来没有碰到过医疗官司，而我的保险费在美国也算是少的。医师责任险和车险一样，有过"前科"的人保险费会更高。我的一个朋友是血管外科医生，每年要向保险公司交两千万日元的保费。美国的医师看似"多劳多得"能达到高收入，但一方面要面临同行医师和保险公司的"磨刀霍霍"，另一方面要担心来自患者的医疗诉讼，所以很难说他们过得幸福。

另一方面，与医生紧密相连的患者被高昂的医疗费用压得喘不过气，同时也对保险公司的不诚充满愤怒。最终，不管是医疗提供者还是接受者，都对这样的制度感到不满。这就是美国医疗的真实面貌。

审查医疗失误的第三方机构

至此，我介绍了很多美国医疗的缺点，但美国也有值得我们学习的地方。其中之一，就是设立了调查医疗行为的第三方机构。

该机构在纽约称为OPMC，全称是Office of Professional Medical Conduct，即医疗行为监督委员会，由各州公费拨款设立。各个委员会有专属医师，如果医院员工或者患者觉得某位医师做法可疑，就可以委托专属医师来调查并判定其是否存在行为失当。惩罚主要是行政处分，涵盖从吊销医生执业资格，到惩戒、暂停资格外加再教育，以及警告、无罪释放等不同程度的处罚，并且，除无罪以外，受到处罚的医师都会以实名的方式被公开在网上。

日本很少会吊销医师的执业资格，但美国有很多严格的处罚，吊销资格也不是什么稀奇事。就拿纽约州来说，每年有三十名左右的医师会被吊销资格。

事实上，我也被 OPMC 调查过两次，最终都以无罪告结。以下我将以亲身经历为例来介绍这一机构是如何展开调查的。

2002 年，纽约州 OPMC 给我家寄了一封信，内容是让我就某位患者的治疗情况到委员会配合调查。该患者罹患的是腹主动脉瘤，不处理的话就会因血管破裂致死。既往的治疗均只能采取大面积开腹并切除主动脉瘤，然后替换成人工血管的方法，非常耗时耗力。我从很久之前就开始致力于开发覆膜支架（stent graft），这一内容将在后文详述。但是，2000 年开始，安置覆膜支架的手术方式也暴露出定位不准确的问题。我苦思冥想之际，当时美国刚开发问世的手术机器人进入了我的视野。采用机器人做手术时，同腹腔镜手术一样，并不需要大面积切开腹部就可以进行人工血管的缝合，而且可以获得三维立体图像，加上"手"可移动的范围更大，因此可以以低侵入的方式完成主动脉手术，而这在用传统腹腔镜的情况下是不可能的。因此，我和消化外科的腹腔镜手术专家组成团队，夜以继日地在猪身上开展了手术实验。半年之间，我们在二十只猪身上进行了人工血管置换手术，确定了手术方法，并向校内伦理委员会提交了在患者身上进行该手术方法的研究计划，并得到了许可。

该患者的主动脉形状并不适用覆膜支架，而适合采用机器人手术。这恐怕是世界上首例采用机器人的主动脉手术，尽管非常困难，但在血管外科和消化外科的团队合作下完成了。令人遗憾的是，患者术后发生了脊椎麻痹等并发症，两个月后死亡。院内某不知名人士认为这是新的手术方式导致了并发症，所以向 OPMC 进行了内部举报。

负责我的案件的是一位已退休的血管外科医生，他非常了解血管疾病治疗的情况，因此拙劣的辩解显然是行不通的。这是行家对行家的行为作出判定，所以并不会有不合道理之处。负责人了解到，关于该患者的手术，我们得到了伦理委员会的许可，也做好了充分的准备和人员安排，患者本人亦知晓该手术为世界首例。负责人也理解"医疗中没有 100% 的把握"，所以最后裁定我无罪，甚至还鼓励我"不要因为这次的事情影响到覆膜支架的开发，请继续致力于开拓新一代医疗方式"。假如对方是警察和检察官的话，恐怕就不是这个结果了。

日本并无类似于 OPMC 的机构，所以通常会由警察突然介入，或者交由法庭裁决。但遗憾的是，到目前为止这些机构并未起到充分的作用。直到 2015 年，有关方面终于有所进展，下一章将会述及。

合理的美国专科医生制度

日本和美国都有专科医生制度，但实际情况相去甚远。就结论而言，美国的制度更为合理，这也是他们医疗体制中为数不多值得夸耀之处。

日美两国在专科医生制度方面最大的区别在于，美国以保证医疗质量为由设置了专科医生的人数上限。因此，在美国，为了取得专科医生的从业资格，必须在竞争中获胜。特别是高收入的外科领域人气很高，激烈的竞争不断蔓延。

虽然美国每年有约两万五千名的新医师诞生（其中近一万人为海外的医科大学毕业生），但外科医生的实习岗位只有一千多一些。[4] 所以，在成为实习医生的那

---

〔4〕 在美国，从医学院毕业并取得了医师从业资格证后，毕业生需要申请成为某一专科的住院医师，经过几年时间的住院医师培训并通过考察之后，才可以获得某专科医师的从业资格证。日文原文将此阶段称为"研修"，可理解为"成为专科医师前的预备阶段"，即对应于国内的医生实习阶段。

一刻起，他们就面临以学生时代的成绩和国家执业医师资格考试的成绩作为标准的筛选。即便能被选上，也将在实习期间面临无数的测试和实操考试，一旦被判定为"不适合"就会惨遭淘汰。

在该制度下，经过五年严格的实习期后，通过笔试和口试的人就可以获得普通外科医生的从业资格证。也就是说，美国的制度保证了拥有"专科医生"资格证的医师必须是具备相当技术和知识、能握好手术刀的优秀外科医生。

但是，普通外科医生一般是指具备坐诊消化科、普通外科的专业能力的医生。如果想成为血管外科医生，则需要在取得普通外科医生的资格证后，再接受两年的培训，当然，在美国这也设置了每年一百二十人的上限。同样，每年心脏外科的上限是一百三十人，脑外科是六十人。

这些上限是美国医学专业委员会（American Board of Medical Specialties，简称 ABMS）和实习医生评估委员会（Residency Review Committee，简称 RRC）根据实际的供需情况决定的。除了专科医生的数量之外，这些组织还决定取得各专科医生资格证所需的实习年限、手术台数，并且还会仔细检查作为实习机构的医院是否按照规定开展了实习培训。

为了保证供需平衡，美国的医院有时会收到这样的通报："贵院原有两位脑外科专科医生的实习培训的配额，但是因贵院手术数量不足，现配额减少至一人。"

另一方面，现时日本并无专科医生数量的上限。无论是谁，只要积累了一定的实习培训年限并通过了考试，就可以获得相应领域的专科医生从业资格。因此，美国仅有四千人左右的脑外科医生，而日本却有六千人左右。用人口比例进行换算的话，日本的脑外科医生是美国的五倍。虽然不同于美国，日本的脑外科医生可以进行更广范围的诊疗，如治疗脑梗塞患者，但日本的脑外科手术并不比美国多。因此，很多医生即便拥有专科从业资格证，但实际的手术经验却相当匮乏。我认为，就专科医生制度来说，日本应该向美国学习。

2015年春，日本在厚生劳动省的指示下设立了"新日本专科医疗机构"，自 2017 年开始制定一定标准，实行专科医生认证制度。新日本专科医疗机构以美国的制度为模版，现在正处于和各学会协商的阶段。虽然机构还面临诸如如何设定专科医生上限数量等很多课题，但就其已经开始在改变培训和审查、提高专科医生的质量等方面做出努力而言，专科医生制度正朝着积极的方向展开大刀阔斧的改革。

充实医疗辅助员工的队伍

除此之外，日本还有一方面应该向美国看齐，那就是充实医疗辅助员工的队伍。在美国，医院里除了医师和普通的护士外，还有大量被称为"医疗辅助者"（co-medical）的职员在那里工作。

首先是医师助理（Physician Assistant）。该工种要求上岗人员熟练掌握一定的课程内容，并通过国家考试。外科的医师助理主要工作包括担任手术助手，进行术后的皮肤缝合等工作。

例如心脏手术，外科医生完成手术后，会对医师助理说："那接下来的缝合就交给你了。"此外，监护术后的患者，包括对患者夜间的情况进行跟踪观察也都是医师助理的工作。所以相较于日本，美国的外科医生能更专心于手术。

其次是专科护理师（Nurse Practitioner）。这一工种要求护士积累了一定工作经验之后，再进入研究生院学习并取得相关资格证才能上岗。其工作内容主要是担任医师和护士的中间人角色。简单来说，专科护理师不仅能看病、诊断，也可以开处方。

例如，我在手术中脱不开身，但我负责的其他病人又打了电话过来，这时候专科护理师就可以代替我来应对这种情况，并做出相应的指示。

"我现在开处方并传真给您，请按照处方到药店买药。今天吃了药之后先观察一下，如果明天还是不舒服的话，请再来大木医生的门诊看一下。"

正是因为有专科护理师这样可以替我做出指示的人员存在，美国由少数精英外科医生构成的体系才得以正常运作。而且，由于生活质量和薪水都不错，工作上也拥有一定决定权，专科护理师和医师助理也都成为了相当受欢迎的工作，2015 年在 U. S. News 的最受欢迎工作排名中分别获得了第二名和第十名。

日本当前并没有法律上认可的医师助理和专科护理师。因此，上述本来由医师助理、专科护理师来承担的工作就需要大量的年轻外科医生来做。

虽然导入医师助理、专科护理师的议题在国会上被讨论过，但是并无任何进展。因为一旦要在医疗界创造出一个新的工种，就会涉及是否能与《医师法》兼容，以及是否会与日本医师协会发生利害冲突等问题，并非一朝一夕就能够实现。但这也不失为解决医疗崩溃问题的一个对策。

不过，导入医师助理、专科护理师时也有一些需要注意的问题。上文我提到，美国的制度能保障作为少数精英的外科医生专心于他们做手术的本职核心工作，但前提是医师助理、专科护理师能够代替他们处理非专业人士也能处理的工作及杂务。同时，这也迫使一大批想成为外科医师但无法如愿的年轻人，最后不得不选择进入竞争更小、待遇稍差的内科领域。

另一方面，日本没有医师助理、专科护理师的原因，也可以用"已经有许多外科医师彼此分工协作"的理由来解释。可以说，日本的制度优势在于外科这一专门化领域为更多的年轻医师敞开着大门。

缺点在于，由于业绩和手术机会较为分散，要成为独当一面的医生需要耗费更多的时间。此外，取得的成果也需要分给诸多同事，所以待遇也相应地变差了。

光是从外科这一领域的情况，我们就可以了解到美国社会少数精英独占财富的缩影。我认为，正如其他许多领域一样，日本的医疗状况如果能达到日美之间的"中间值"是最好的。彼此之间没有切磋竞争的"村子"固然不好，但竞争过于激烈、弱肉强食也并不见得是好事，尤其是从社会整体来考虑的话。

至此，我们已经探讨了美国医疗的实际情况。下一章，我想谈一谈对日本医疗体制崩溃问题的一些看法。

第二章
日本医疗崩溃的原因

医疗崩溃的实质是住院医师体制崩溃

2006 年，我从美国回到慈惠医大医院，当时日本正陷入所谓的"医疗崩溃"困境。医疗崩溃指的是医院接收急诊患者的能力下降、地方医院相继关闭等原因导致医疗功能无法正常运作的状况。很多人认为，医疗崩溃的原因在于"医师数量不足"。

然而，事实真是如此吗？厚生劳动省的调查显示，1998 年，医疗崩溃尚未成为社会问题的时候，医师总数为二十四万八千六百一十一人，2006 年为二十六万三千五百四十人，增加了一万四千九百二十九人，而2012 年医师总数为三十万三千二百六十八人，六年之间增加了三万九千七百二十八人。即便如此，日本医疗并未重新焕发生机，可见其中一定潜藏着更大的原因。

这个原因就是医师总数中住院医师所占比例的下降。住院医师主要指在国家及地方自治体、共济组织等经营的医院，医疗法人或个人经营的医院，大学医院工作的医师，这些医师的数量在不断减少。按科室分的话，内科医生、外科医生、妇产科医生从1998年至2006年的人数减少比例分别为14.5%，12.2%，16.9%。

大医院承担的夜间、节假日发生的重症患者的急救任务主要由上述科室的医生负责。所以，一旦这些科室的住院医师减少，就会没有足够能力接收急诊患者。

"没有足够能力接收"指的是医院出于没有足够床位或医生正在进行紧急手术等理由，不得不拒绝急诊患者的救治请求。我曾看到过一些媒体用"急诊患者被踢来踢去"等字眼来描述这一情况，但"踢来踢去"与"没有足够能力接收"绝不是一回事。"踢来踢去"意味着医院有能力接收，但怕麻烦所以拒绝接收。实际上，医院为省事而把患者"踢来踢去"的情况根本不会发生。所以，医院并非"踢来踢去"，而是"没有足够能力接收"。

为什么在公立医院和大学医院工作的住院医师会离职呢？一般认为，造成他们离开的原因是工作条件恶劣，不仅工资低而且工作时间长。这确实反映了部分真相。根据 2006 年日本外科学会的调查，在大学医院工作的住院医师年收入超过两千万日元的仅占 1%，相较之下，开设私家诊所的医生中，年收入超过两千万日元的多达 52.5%。

就住院医师的薪酬体系而言，原则上只要同属一个医院，就不存在科室间的差别。不仅外科医师，住院医师整体均是如此。2009 年厚生劳动省的调查也显示，开设私家诊所的医生平均年收入是两千五百三十二万日元，是住院医师的一点七倍。当然，这一收入包括了诊所开销在内，比较时需要注意这一点。

劳动时长的情况又如何呢？根据 2006 年大阪医师协会住院医师分部的调查，周工作时间超过六十小时的医师占 69%，其中四成人士的工作时长超过八十小时。

此后，受《诊疗报酬修正案》的影响，住院医师的收入与私家诊所医生的差距有所缩小，但仍然存在诉讼风险上的差异。医院的工作不受待见，辞去工作单干也是住院医师们不得已而为之——从以上的数据来看，这恐怕是绝大多数住院医师的想法。

但是，住院医师工资低、工作时间长等恶劣的工作条件也好，与私家诊所的医生之间年收入的差距也罢，都不是新出现的问题。二十一年前，我在慈惠医大医院当实习医生的时候，大学不付我一分钱工资，我只能靠在夜间或者周末打工来维持生活。

住院医师的工作也异常辛苦。工作时长没有八十小时上限这一规定，有时为了工作会连续三十多天在医院的长椅上过夜。即便如此，我从来没有喊过累，也没有想过放弃。我周围的实习医生也都是如此。

毋庸置疑，改善上述苛刻的劳动条件是有必要的，但我并不认为这是导致医疗崩溃的唯一原因。

那么，到底是什么打击了这些熬过了严苛的劳动条件的住院医师的"士气"，让他们下定决心要离开医院的呢？答案是，媒体对医疗失误的报道以及对医疗界的抨击浪潮导致患者过度反应，继而引起了意识上的变化。患者的笑容和感谢迅速消失，而这笑容和感谢是工作在医疗第一线的医师们的精神支柱，它本就犹如玻璃制品般脆弱。最终，这伤害了在严苛的劳动条件下工作的住院医师们的心。我认为这才是最大的原因。正因为医疗第一线如此脆弱，当对医疗界的期待落空或者体制本身的缺陷暴露出来的时候，包括媒体在内的社会整体不应该一味去批判、指责，而更应该展现出共同解决问题的态度。曾经登上热门话题的"新干线清扫队"一开始就被媒体好心地大力报道，同时提到"技能再上一层楼就更好了"。像这样"小批评，大褒奖"的做法才是医疗最前线真正需要的。

警察介入医疗界的国家

"因无胎盘粘连处理经验剖腹产手术失误医师被逮捕"

2006 年 2 月 20 日，共同通讯社配以上述标题，发布了以下内容的文章：

位于福岛县大熊町的县立大野医院发生一起医疗事故，患者因剖腹产手术而死亡，富冈警察局以医疗过失致死及违反《医师法》为由逮捕了主刀医师嫌疑人 K。经调查，嫌疑人 K……为剖腹产主刀医师，怀疑因其强行剥离粘连状态的胎盘，致使患者大量出血后死亡。

在我看来，媒体的口吻似乎有意将 K 医师描绘成一位无德医生。该事件发生在 2004 年 12 月，死亡的患者当时出现的是胎盘粘连状况，即胎盘附着于子宫上，致使母体无法自然分娩。胎盘粘连的发生率是万分之一，是一种非常罕见的疾病，并且几乎不可能在分娩前诊断发现。

本来，所有医疗行为都伴有一定风险，就算简简单单注射一针也有可能发生过敏反应，更别说剖腹产等外科医疗行为了。就算医师拼尽全力，也经常会不走运地碰上胎盘粘连这样罕见的疑难杂症，而且谁也无法保证不会发生手术并发症。

该事件被福岛县事故调查委员会认定为"主刀医师的判断失误"，并被媒体大肆渲染，导致福岛县警察出动并介入调查。但是，从事故调查委员会的报告书来看，我觉得只是这位医生太不走运而已。

在许多医疗相关的案件中，有时确实会有一些医疗处置超出当时医疗水平的例子，也有一些是因为明显的不小心和知识不足导致的医疗过失，令人遗憾。即便对专家来说，也有不少案件很难被判定是否属于医疗过失。从报告书来看，大野医院的事件显然并非医疗过失。

但是，由于之前的那篇媒体报道，日本医疗界遭受到了狂风暴雨般的激烈抨击。那时我还生活在美国，但恰好获得了在《读卖新闻》的医疗专栏连载的机会（见本书最后部分的参考资料），于是在 2006 年 3 月 13 日的报纸上发表了一篇维护 K 医师的文章。当时，我完全没看到维护或者支持 K 医师的报道，所以鼓起勇气写了这篇文章。就在我的文章及日本妇产科学会的声明发布几个月之后，媒体上逐渐开始出现支持 K 医师的论调。我很自豪自己的文章为纠正风气和错误的社会认识作出了些许贡献。

K 医师在被逮捕的翌月被起诉，两年后即 2008 年 8 月 20 日被判无罪。但是，假如在美国的话，K 医师的案件会交由 OPMC 调查，应该不需两年就可以无罪释放了。

我在前一章讲过，OPMC 是第三方公立机构，由在职或者退休的专职医生对存疑的医疗行为展开调查。纽约州的 OPMC 大约有一百名专职医生全职工作，他们会以专业的眼光来进行严格裁定。

然而日本的情况怎样呢？厚生劳动省下设置了医道审议会，该机构会对不恰当的医疗行为或者医疗过失进行审议以做出行政处分。但是，该机构并未充分发挥它的职责。因为审议会里并没有专职医生，医师们都是以兼职身份来工作，所以并不能就严重处分开展有根据的、充分的审议。

更大的问题是，在日本，专家们无法判定的疑难医疗案件会被移交给警察或检察官处理。这就意味着，医师如果被怀疑出现医疗过失并导致患者死亡的情况，他接受的可能并不是医道审议会的专家们的调查，而会被直接转交给警察。

"你的手术失误了吧！"

在公众面前被戴上手铐，然后在警察局被突然这样问话，我想大部分的医师都会被惊吓到站都站不稳吧。即便自己不是亲历者，也可能仅仅因为看到同行被逮捕的画面就感到害怕，导致他们今后都避免做疑难手术。从这个角度来看，逮捕 K 医师的画面以及报道的过热现象给医疗界带来了巨大影响，不仅加深了患者对医疗界的不信任，还导致了医师的退缩。

在这样的社会风潮中，我参与录制了第五章将谈及的 NHK 节目《行家本色》。这次录制持续了约两个月的跟拍，期间，我接了一位手术难度很高的患者。不幸的是，这位患者因为手术而最终死亡。NHK 的导演担心将该病例播放出去的话会对慈惠医大医院和我有负面影响，所以强烈建议我换成其他患者的手术拍摄素材。但是，我和 NHK 沟通并表明态度，因为社会普遍错误地认为医院等同于"安全神话"，并认为医院里患者死亡的话就是医师的责任，所以我坚持要将这起患者死亡事件播放出来，以期一石激起千层浪，让社会普遍认识到，手术并非百分之百安全，也不会有百分之百的成功。

我们先姑且不讨论诈骗诊疗费用等明显的犯罪行为，但像上述那样，由警察介入普通医疗事故、追究结果责任的行为，发达国家中只有日本是如此行事。在建造公共设施方面不惜花重金，但是在软件上的投入却意识淡薄，日本的"箱物行政"[1]之害已然波及到了医疗界。

为改善这一状况，2015 年，日本成立了医疗事故调查及支援中心。该机构类似于上一章介绍的美国的OPMC，也是第三方机构。当发生医疗事故时，该机构会应事故医院的请求进行调查，然后将向医院和家属报告调查结果。

但是，OPMC 是由全职医生展开调查，而日本的医疗事故调查及支援中心则是委托具备相应资格的学会来开展工作。也就是说，日常在医院提供治疗服务的医师也会兼任支援中心的工作。而日本的医师毫无例外都异常忙碌，到底能多大程度上花费时间兼顾支援中心的工作呢？这还是个未知数。不过，相较之前，导入了新体制也算是医疗界相当大的进步了。

对医疗事故报道的过度反应

日本的医师们到底有多忙碌，又承受着多少压力

---

[1] 日本民间对政府在建造学校、美术馆、主题公园等公共设施上过度花费力气的揶揄。

呢？随着 2006 年事件的报道及之后医疗事故的报道成为热门话题，患者一方的意识也发生了显著改变。疑神疑鬼的患者中，不乏用不信任的眼光看待医师和医院、只考虑自己权利的人。

"医生和患者的关系应该是平等的。患者有权利知道关于自己病情的所有信息，治疗方案也应该由患者自行选择。"

毫无疑问，这样的想法是正当的。但是，这种想法下，却出现了一些用录音机或者录音笔对医师的说明进行录音的患者。这是以信赖关系为基础的医患关系应有的面貌吗？至少，多数医师面对录音机都会紧张，产生防卫过度的心理。最近还出现了一些患者，胡诌一些理由，然后投诉院方的医疗处置和治疗，我们将其称为"怪兽病人"（monster patient）。

为了应对这样的情况，医院向医师们下达了指示，要求彻底贯彻美国式的"知情同意"制度。由此，日本的医患关系急转直下。

当然，"知情同意"本身的宗旨是让患者了解更多关乎自身治疗的相关知识，从这个意义上来说不存在任何问题。但是，假如只是像上文那样形式上贯彻"知情同意"，将并发症等罗列一番，其结果只会让患者认为医师在提前为自己开罪。这样一来，就很难构建起医患之间的信赖关系了，而这种关系在治疗中发挥着至关重要的作用。

这样提前开罪式的"知情同意"不仅会打击外科医生的干劲，还成为年轻外科医生离开的要因，我将在下文谈到这一点。这些医学院的学生追随着前辈们的脚步，选择进入各个科室，但看到的却是前辈们像推诿责任一样进行手术说明，或是不断抱怨，试问面对这样的景象，他们还会觉得外科医生的工作充满魅力吗？

我并不认为权威主义一无是处。但我认为，权威起作用的大前提是该治疗方案具有明显的好处，并且医师具备相当的技术经验、伦理观。如此一来，即便在当下，也能打造出以信赖关系为基础的医疗环境。

此外，现实中，出于对医疗事故的过分在意而推行的"知情同意"还有一个弊端。以前，"知情同意"只需要填一张做手术的文书，连手术术式也没必要写。而现在，假如做主动脉瘤手术，需要填写并发症、其他治疗方法以及罗列了相应利弊的手术承诺书，而接受输血、中心静脉导管、麻醉、CT 检查、静脉通路等一系列医疗手段也都需要签署让人眼花缭乱、种类繁多的知情同意承诺书。我想，这么多文书到底有几位患者能看懂呢，又到底是为了谁而填写知情同意书呢？

杂务缠身、疲敝不堪的住院医师

上一章我提到，日本的医疗辅助员工数量远远不及美国，因此对日本的医师来说，光杂务这一项的工作量就很大，医师们已然处于严酷的劳动状况中。而出现所谓的医疗崩溃现象后，他们的工作量更是有增无减。

特别是需要填写的文书一年比一年多，占据了医师们大量的时间。比如，手术同意书虽然是让接受手术的患者签署的文书，其中也有大量需要医师填写的部分。随着日本逐渐转变成像美国一样的诉讼社会，医院和医师为了防范被患者告上法庭的风险，把手术风险、其他治疗方法、并发症风险等都事无巨细做进了文书。

医师需要在上文提到的众多承诺书中填入必要事项，就连住院和手术日期，都需要医师亲自和患者商量之后才能决定。

日本的医师不能像美国的医师那样轻松地说："那么，您就决定做手术了。之后请向我们的事务员咨询，确定一下住院和手术日期。"

此外，在日本，许多患者除了国民健康保险外还购买了商业医疗保险，在这种情况下，医师还要帮患者给保险公司写诊断书；患者转院时，医师要写介绍信；反过来，接收了转院过来的患者后，医师也要为他写报告书。

　　日本的住院医师承担的工作中，包括了填写以上文书这些本不需要医师来做的事情。因此我认为，假如能像美国那样，将这类工作分派给事务员或医疗辅助者的话，医师们的负担就能相应减少，这也有利于提高他们的干劲。话说回来，爱因斯坦医学院的血管外科中，七位医生每个人都有秘书，然而慈惠医大医院总院的外科学讲座〔2〕中，除了三位主任医师外，医院只给剩下的五十七名外科医生配备了三位秘书。秘书人数不足，所以科室自掏腰包另外多雇用了一位。和美国的外科医生相比，这待遇上的差异实在令人咋舌。

逃避风险、离开医院的医师们

　　本章的开头我提到过，许多医师离开了医院。这些选择离开的医师大多会自己开设私家诊所。顺带一提，不少外科医生独立开业都会开内科诊所，因为内科的需

---

〔2〕"医局讲座制"是日本大学附属医院独特的制度，医院内各科室称为医局，而大学医学部则设立讲座这一组织，一般主管讲座的教授也兼任医局的最高领导。该制度始于明治时期导入的以德国为范本的医局讲座制度。

求比较多，而且初期的投资比较少。当初为了救死扶伤而握起手术刀的外科医生们，也不得不忘却这份初心，走上了风险更小的道路。

但是，私家医生的数量也差不多接近饱和。以前，私家医生尚能保证高收入，但现在，他们要面临过于激烈的竞争与诊疗报酬的缩减，状况也不复往昔。牙科医院已然达到饱和状态，竞争异常激烈，每年有超过一千七百家牙科医院因为经营不善而倒闭。有数据显示，全国的牙科私家诊所中，有三分之一年收入低于三百万日元。

这种事态容不得我们隔岸观火。放任下去的话，发生在牙科医生身上的事情总有一天也会在其他私家医生身上重演。

那么，私家医生数量濒临饱和又会带来什么后果呢？我前面讲过，住院医师甘于承担这异常繁忙的工作是由于能看到患者的笑容以及身为医师的使命感。另一方面，"我将来也要成为私家医生"这种职业规划和前景也起到了很大的激励作用。所以，私家医生这一职业的吸引力下降，会让很多的住院医师更加心灰意冷。

如上所述，医疗崩溃和逃离外科的事态发展越来越严重，于是，我回到母校慈惠医大医院外科后，推动了以"构建安心和使人雀跃的农村社会"为口号的改革。

这场改革或许潜藏着一些启示，让我们重新思考，为了让医疗第一线成为包括医师和职员、患者在内的所有人都满意的地方，到底什么才是必要的呢？下一章，我将回顾我在母校慈惠医大医院的经历，讲述我是如何重返母校，以及如何推动这一改革的经过。

第三章
外科医生的工作——让初心跃动的宝库

追寻"心动"的感觉

当我还在晓星中学上学、面临着将来的职业选择时发生了这样一件事。作为归国子女,我曾在欧洲生活了八年,有一次,我发挥这个优势帮助朋友完成了他的英语作业,朋友非常高兴。而那次的经历带来的心动感和充实感让我着实印象深刻。我问我的中学老师,什么工作能给他人带来快乐?老师告诉我是"医生",于是我选择了医学作为自己的志愿。

回想起来,我就是靠着追寻这份心动感才走到今天。医师之中最能给患者带来喜悦的是外科医生,所以我立志成为外科医生。倘若那些走投无路的患者能被我独特的医术治愈的话，获得的喜悦将更是加倍的，就如同手冢治虫漫画中的怪医黑杰克一样。为了实现这个目标，除了准备考试外，我开始用左手拿筷子吃饭，以此来训练我的左手，因为我认为能用左手的外科医生会更加有优势。我从小就对物质、金钱没什么执念，并且确信能让人幸福的是那份心动感，而非更多钱，或者用钱买到的豪宅豪车。自从立志成为外科医生后，我总是不断提醒自己"衣食丰，寻初心"。下面我将谈到的前往美国也好，开发新的医疗器械也罢，乃至后来的逆势回国，都是我追寻初心的一段旅程。

最初的挑战

大多数学生都是抱着要成为一个有用之人、救死扶伤这样的想法进入了医学院的。令人意外的是，却很少有学生会先思考并确定将来要去的具体科室，再决定进入医科大学。于我而言，也只是确定将来要进入外科，并没有思考更为具体的方向。

那么，我又是如何成为一名血管外科医生的呢？以下请随我一起追溯学生时代的记忆。

在六年的医学专业培训课程中，我们前两年要广泛地学习物理、法律、科学、英语等通识课程。对于想要快点开始外科医生训练的我来说，这段时间非常难熬。

大三的时候，我们终于开始接受专业训练。在基础医学的课堂上，为了练习解剖，教室里摆了十具捐献的尸体。我们八九人为一组进行操作。那天的教学内容包括切开尸体的皮肤，将肌肉和内脏剥离，取出并记住它们的名称等。

面对尸体，我们组的成员大多都有点害怕。于是，我征求意见道："可以由我先来下刀吗？"大家都同意了。

"这是外科医生大木隆生职业生涯的开始。"

我在同学面前这样宣告，并第一次在人体上使用了手术刀。大多数学生都在学校的专业教育或者医院实习中确定自己的专业，也有人在解剖练习中决定将来大致要走的路。因为，这种情况下"只是看到血和内脏就要晕倒"的学生，大概是不会选外科道路的。

六年的学习生活中是不会有实际的临床经验的。因为，我们需要在毕业后考取医师从业资格证，在此之前不允许接触临床治疗。而毕业之后，我们会在前辈医师们的指导下做两年实习医生。现在医院的实习制度是超级大轮岗（super rotation），新人医生第一年要在内科、外科、麻醉科、急诊科等众多科室轮岗，第二年才可以在自己想去的科室实习。

我成为医师的那个时候情况与此不同，晋升方式更为直接：一开始就决定好自己想去的科室，然后在那里接受两年的实习培训，接着就可以顺利进入实习所在医院的对口科室。我当时选的是母校慈惠医大医院的骨科。理由非常简单，因为慈惠医大医院的骨科历来是全国首屈一指的有名科室，当时在那里工作的前辈也邀请我过去。得偿所愿的我当时信心满满地对自己说："在这里成为黑杰克吧！"

然而，进入骨科工作了半年之后，该科室的教授对我说了一段令我出乎意料的话："大木，你非常有潜力，所以去做基础研究吧。先去读研究生，然后去美国的大学，学成之后进入某某研究所。最少做十年研究，之后再上手做手术，这就行了。"

这估计是想把我当作未来的领导接班人来培养。但是，出人头地并不是我成为医师的目的，那样的话我也无法成为给人带去喜悦的外科医生。不过，假如我拒绝研究，说自己只想要当一个能握手术刀的骨科医生的话，恐怕又会招来其他的麻烦。正当我在骨科接受实习培训并为此烦恼的时候，某一天，我偶然接触到了第二外科的医生们。

现在，慈惠医大医院实行的是所有外科科室都统括在一起的大讲座制，然而当时的普通外科的医局分为第一外科、第二外科、第三外科以及青户附属医院外科。第一外科的气氛非常严肃有序，而第二外科则非常热闹，像体育部的集体活动住宿场所一样。那时，我感觉自己或许更适合第二外科那样热闹的氛围。

大木，你救了这个人的命！

"有个急诊病人，请马上过来处理。"

我在骨科担任实习医生快两年的时候，某天值班时，医院接收到一位外来的急诊病人。我急忙赶过去，发现被救护车送来的患者是一位二十多岁的女性，她从高尔夫练习场二楼的击球区摔下来，背部直接着地。

拍了 X 光之后，我确认了患者背骨骨折，并且脚部开始出现些许麻痹。但对于一个只有一年实习医生资格的人来说，要拿出治疗方案未免有点太困难。

"照你的情况来看，肯定是需要住院的，视情况可能还要做手术。"我对她这么说。

"好的，我知道了。那就有劳医生您了。"她坚定地回答道。从症状来看，患者应该会感觉到疼痛异常，但她却没喊一句疼，真是个坚强的人。

经前辈医师的诊断，我们立即安排她住院了，几天后又做了手术。手术是要将背部大面积切开，并给骨折的背骨安装上了金属螺钉。那个时候还是虾兵蟹将的我，也以第四助手的身份参与到了这场接近八小时的大手术中，我的主要工作就是用"钩"这种工具将伤口打开，让手术更加容易进行。

手术顺利完成。但是三四天后，病人出了状况。

"我肚子疼。"患者如此自述道。给她做触诊检查时，我发现按压的时候她的腹部肌肉会立刻紧张，松开的时候则会振动一下。我再询问她疼痛的程度，她回答"松开的时候反而更痛"。这是腹膜炎的早期症状。所谓腹膜炎，指的是覆盖在腹腔脏器上的膜受到细菌感染从而引发的炎症，例如，盲肠、胃或十二指肠溃疡上出现坏死穿孔，就是消化道穿孔而引发的病症。

尽管如此，当时我的经验也仅限于纸上谈兵，并不能给出准确的诊断。所以，我拜托了专攻消化道病症的第二外科的医师给患者做了内视镜和超声波检查，然而，他给的结论是"疑似腹膜炎，但并未发现导致消化道穿孔的病灶，所以不能进行手术"。患者当时自述疼痛感非常强烈，之后我又找了妇产科、泌尿科等科室的医师帮忙诊断，但得到的回答都是"找不到发病原因，再观察一下吧"。

观察期间，患者的疼痛愈发强烈了。我在病房巡诊的时候，她一边流着泪一边喊疼，紧紧抓住我的手腕说："医生，请救救我。"

由于她从急诊过来的时候就是我接诊的，我知道她很坚强，如果不是相当痛她是不会表现出来的。肯定是腹膜炎无疑。我这样想着，又领着患者做了 CT 检查，然后拿着片子给放射科的医师看。

"医生，凭这个 CT 结果能断定这是消化道穿孔吗？"

"啊？通常 CT 可是看不出来消化道穿孔的。"

"但还是能看出来一些异常吧？"

"嗯……肠子的侧面好像有疑似空气的气泡，这也可以说是消化道穿孔的表现吧。"

得到这样的答复，我立即飞奔到一开始接收该患者的第二外科医局。

"医生，我把 CT 片子拿给放射科的医生看了，他说可以判定为消化道穿孔。所以请您再给患者看一下吧。"

"大木，又是你啊。你可太啰嗦了。"

在科室里叼着烟的第二外科的医师们一边这样说着，一边开始帮我看片子。这时，一个医师发话："嗯……光看这个片子也不能百分之百断定，但是，大木的热情实在是让我没办法。大家伙儿，准备手术吧！"

因为仅凭 CT 照片不能完全断定，所以他们决定给患者开腹后再进行检查。太好了！觉得安心的同时，我也为这句"大家伙儿，准备手术"而异常激动，真是一句只有外科医生才讲得出来的话。这也是旧时纯良风气下，外科医生尚具备职业光环的时候才有的故事。而现在，正如我在第二章所讲过的，早已今非昔比了。医生不仅有数不清的知情同意书要填，还要向家人、患者本人一一说明风险。

开始紧急手术后，我也一同进入了手术室。一打开患者的腹部，立即就有脓流了出来，显然是腹膜炎。仔细看，会发现小肠上有很小的孔，这应该就是腹膜炎发病的源头。不同于惯发溃疡的胃和十二指肠，小肠上出现穿孔的可能性极低，所以在手术前确诊非常困难。至今，我们仍不清楚为什么背骨手术后会出现小肠穿孔。手术本身很简单，缝合好穿孔部位后，再清洗患处就行了。但是，如果就那样看走眼了的话，就可能演变成性命攸关的大事。这一次手术中，外科的医师对我说了这样一番话："大木，还真的是腹膜炎呢。这位患者的命可以说是你救下的。说到底，是你的热情打动了我们。"

腹膜炎开腹手术后，我立即和观摩了这场手术的同期实习友人一起来到第二外科。时间是晚上 11 点。第二外科已经开始了聚会。其实不只这一天，当时的第二外科一到晚上就有聚会。

"你们也坐到那里一起吃。大木，你这家伙还挺有当外科医生的天赋。明明好几个医师都说什么都看不出来，硬是让你给紧抓着不放，给患者瞧得还挺仔细。"

我不会再错过这样夸奖我的机会，直接把自己的想法说了出来："医生，我们现在在骨科实习，不知道可不可以转到第二外科来啊？"

"这样啊。我知道了。你们俩都挺有天赋，就来第二外科吧。"

太棒了！但是还没等我高兴多久，不知不觉地，聊到我被骨科的教授劝去读研究生的话题。第二外科的医生又说："呀，原来你就是骨科的'雪藏之子'啊。那要是把你弄到我们第二外科的话，我们和骨科的关系就微妙了。这可不行啊。"

结果，正如这位医生所说，只有同期的友人从骨科转到了第二外科。我大受打击。此后，我又通过学生时代一起参加网球部的前辈，同时也是医师的学长联系到了第一外科。

那位担任面试官的第一外科的教授在美国完成了外科住院医师的实习培训，是一位外表冷峻且理性的人。我说我想成为一个不做研究、只做手术的医生，他便爽快地接受了我。

梦想破碎，成为血管外科医生

1989 年，我进入了慈惠医大医院的第一外科。恰好，我所属的病房大楼的上司是呼吸外科的医生，所以我跟着他学习肺癌的治疗等知识。有一次，内科医生找他商量关于一位肺癌患者的治疗方案。他在一大群内科医生的关注下，一边看 CT 照片，一边充满信心地说，"这个问题不大，手术能治好"，我当时觉得他特别酷。

好的，决定了，我要成为呼吸外科的医生。就这样，我又确定了新的目标。然而，我又一次遭遇了挫折。当时，还有一位同期新人医生也希望进入呼吸外科，而他是科班的外科实习医生出身，比起从骨科转过来半路出家的我来说显然更具备优势。

希望再度破灭，我非常受挫。所幸的是，当时工作所在的病房大楼的主管医生这样对我说："大木，别这么愁眉苦脸的，跟着我一起在血管外科干吧！"

"好的，那请多指教。"

当时我的心情正跌落在谷底，所以很高兴这位医生能这样对我说，想都没想就立刻答应了。实际上，那时我并不十分清楚血管外科是一个什么样的科室。

血管外科，顾名思义是治疗血管疾病的科室，然而，直至今天都很少有医院把"血管外科"独立出来作为一个科室。现在的日本约有八十所大学附属医院，其中只有五所设置了血管外科教授这一职位。其他七十五所医院采用的都是心脏血管外科这一组织形式，该科室既处理心脏疾病，也治疗血管疾病。而日本首个建立起"心脏外科"讲座制度的慈惠医大医院，一开始就将心脏外科和血管外科分开了。

虽说如此，我一开始接触血管外科的相关知识时，日本患动脉硬化等血管疾病的患者数量还非常少，每个月的手术只有一两台，而这个数字还并不都是成功的手术。欧美国家的血管外科也是同样的情况吗？为了解答疑问，我跑去图书馆，查阅美国的血管外科治疗的相关论文，得到的结论让我大为震惊。

在血管外科领域，日本与美国简直有着云泥之别。例如，美国每年进行的颈动脉内膜剥离手术的台数是二十万，而日本每年只有一千左右。这意味着，美国一年进行该手术的量是日本二百年的量。粗略换算一下，也就是说，在美国的医院待一年接触的病例数，相当于在日本的医院里待二百年所经手的数量。

并且，以慈惠医大医院为代表，当时日本进行的主动脉瘤手术采取的都是开腹后置换人工血管的治疗方案。然而，虽然美国也采用开腹手术，但有一点不同，那就是当时的美国已经做过首例覆膜支架内嵌手术（下称覆膜支架术），手术在纽约的爱因斯坦医学院进行，阿根廷医生胡安·卡洛斯·帕罗迪（Juan Carlos Parodi）博士也参与其中，他是世界上第一位将覆膜支架用于主动脉治疗的人。

覆膜支架指的是将有弹性的人工血管折叠成细小的形状后，从大腿的动脉插入并进入至动脉瘤处，最后加以固定的手术方式。这样的术式可以消除动脉瘤内部的血流，从而防止血脉破裂。虽然现在覆膜支架术作为主动脉瘤的治疗方法已经非常普遍，但对当时的日本来说，这完全是未知的新方法，甚至在美国也只是刚刚起步。我第一次读到帕罗迪博士的论文时就确信，这才是主动脉瘤治疗的未来发展方向。

通常，不同国家的人口健康情况也会左右医疗某些领域的进步程度。比如，当时日本有非常多胃癌患者，所以在胃癌的手术治疗方面比美国先进。与之相对，心脏外科则是美国领先一步，日本处于追赶美国、试图与其并驾齐驱的状态。

然而，在所有的科室中，日美差距最大的恐怕要数血管外科了。特别是在主动脉瘤、颈动脉狭窄、闭塞性动脉硬化症等疾病的治疗中，差距尤其大。拿体育运动项目来比喻的话，胃癌、肝癌是柔道，几乎没有人会为了学习这两种疾病的治疗而去国外留学。心脏外科相当于棒球，有时会看到一些日本人在美国活跃的身影。而血管外科则相当于篮球，日本球员和NBA球员差距巨大，所以我认为去技术更为先进的美国学习是最好的选择。

因为我不擅长海外生活，要作出这样的决断其实相当艰难。但我深知，要想在血管外科领域成为能给患者带去喜悦的外科医生，自己就必须成为一流的"球员"，加上我也确实想要学习覆膜支架术，所以除了去美国已别无他法。

追随"明星医生"，越洋前往美国

自从决定去美国留学后，我查阅了更多血管外科医生写的英文论文，并给那些业绩斐然的医生写了很多信，表示"我不要薪水，请让我跟着您学习"。

对方是明星医生，而我只是个来自日本的新人医师，所以如果能去成美国，我已经做好了从无薪的"球童"开始做起的心理准备。但是，过了很久，还是杳无音讯。

恰巧，一个去美国的机会悄然降临。当时，有一个名为"关东血管外科病例研讨会"的学术组织计划选出三名年轻人参加将要在美国召开的血管外科研讨会。我报了名，并顺利地被选上，顺理成章地得到了前往美国的机会。

研讨会在洛杉矶召开，那些我曾去信咨询的有名的血管外科医生会从美国各地赶来，汇聚一堂，担任我们的讲师。这是一个绝好的机会，我可以在会场"逮住"他们，并直接与他们进行"谈判"。在这一众明星教授中，我的"意中对象"是爱因斯坦医学院的韦特（Veith）教授。前文我提到帕罗迪博士参与其中、美国首例采用覆膜支架术治疗主动脉瘤的手术，那台手术的直接经手人就是韦特教授。

讲座结束，韦特教授一走下讲台就被团团围住，周围筑起了人墙。虽说我给他写过信，但此时被人推搡着，实在没有勇气和初次见面的教授搭话。随后，教授终于从提问的人群中脱身而出，一个人走进了酒店的电梯，我也进入电梯，鼓起勇气，终于有了以下的第一次对话。

"我叫大木，是一名来自日本的医师，我以前给教授您写过信。"

"啊……信是吧，我读过，读过的。抱歉啊，没有给你回信。"

电梯一到，韦特教授径直走向自己的房间。但是，我是不会在这里退缩的。

"正如我在信里写的，我希望跟着您学习……"

"你的意思我了解了，但我实在没时间。明天在芝加哥有个美国外科学术会议，我现在要飞到芝加哥去。倘若在芝加哥的话，我们可以好好聊一聊。"

虽然这是我第一次来到美国，人生地不熟，但总算还是让我买到了前往芝加哥的机票。于是，我追随韦特教授，第二天一早也飞去了芝加哥。

同样的，在芝加哥的会场，讲座一结束韦特教授又被团团围住了。我还是追着教授跑，这次在出租车站和他搭上了话。

"啊，又是你！"

教授稍显惊讶，又一次以"没时间"为理由，行色匆匆地要离开。

"我现在要回纽约，如果你还是想要和我聊一聊的话，我们就在纽约见面吧。"

想必韦特教授也没想过我会再追去纽约吧。而我当晚住在了芝加哥的汽车旅馆，买好了第二天早上前往纽约的机票。

第二天，我坐上了最早的一班飞机。直到现在我仍然清楚地记得，当快到纽约时，看到耸立在晨雾之上曼哈顿的摩天大楼，我打了个激灵。

到达纽约的拉瓜迪亚机场后，我赶到医院拜访韦特教授，却被前台告知"正在进行手术"。等了大约两个小时，从手术室出来的教授看到我，对我说："啊，你真的来了！"并向一起做手术的工作人员说明情况并介绍我。

"韦特教授，请让我在这里学习一年，不，半年也可以，我不要工资。"

"唉，你不要工资？什么呀，你早说啊！不要工资的话我们很欢迎，明天就来上班都行。"

原来如此，韦特教授以为我是为了找工作才缠着他，所以在洛杉矶和芝加哥才随便找了个理由打发我。

由于没有将"不要薪水"这句话传达给对方，导致我不得不"横穿"了整个美洲大陆。但不管怎样，我总算被允许在爱因斯坦医学院留学，终于可以学习到最先进的血管外科治疗方法和覆膜支架术了。我还记得我初次在论文中读到这些的时候，那种眼界大开的感觉。

即便是已成功的手术亦不意味着没有改善的余地

我追着韦特教授到处跑的旅程发生在 1994 年 10 月。

而直到 1995 年 7 月，我才正式前往爱因斯坦医学院开始为期一年的留学生活。在那之前，我一直待在慈惠医大的关联医院工作。[1]

"大木，听说你明年要去美国开始没有薪水的留学生活？那去美国之前我把你派到薪水不错的医院吧。在那儿存够'军费'，然后去美国给我好好学。"

当时的医局负责人知道我要去留学之后，给我想了这个周全的点子，我也感受到了满满温情。

外科医生都是在前辈手把手的指导下，从盲肠、疝气等相对简单的手术开始学习。

"大木，对，就是那儿，切掉吧。"

我们大都是这样一边听从前辈的指示，一边慢慢锻炼、积累经验。我们此时还没有决定手术方法等事项的权力。而当我们被调到其他医院时，就意味着初步的修炼结束，自己也成为了可以指导后辈做简单手术的前辈。

在日本，腹股沟疝修补术是外科手术中最常见的手术之一。疝气指的是人体内某个脏器离开其正常位置，从而造成其他位置隆起的疾病。当大腿的腹股沟处出现

_____

〔1〕指和某医疗机构有关联合作关系的另一医疗机构。在日本，为了确保各医院拥有一定数量、质量的医师，大学医院的各科室会向关联医院派遣职员。

肿块隆起时，我们将其称为腹股沟疝气。

腹股沟疝修补术本身很简单，是外科医生在早期课程中就学习过的内容。但当我需要决定治疗腹股沟疝气的手术方式，同时要指导后辈医师的时候，却产生了疑问。因为，做完手术的患者纷纷表示有强烈的疼痛感。

因此，我跑到图书馆查阅相关的英文论文，记下了一种完全不同于我从前辈那里学到的手术方法。当时，不仅慈惠医大医院，全日本采用的腹股沟疝修补术用的都是将导致肠道隆起的缺口收窄并紧紧缝合的方法。而美国论文中刊载的最新术式的做法是，在缺口处置入人工网膜，并将网膜周围缝合固定使其紧贴腹壁。

传统的做法中，为了缝合缺口，需要强行拉扯到远处的组织，术后，缺口处的肌肉恢复张力，紧绷的伤口就会引发疼痛，甚至可能导致缺口再次裂开。

相较之下，最新的术式就像是给破了洞的毛衣手肘处打个补丁，完全不用担心伤口紧绷和再次开裂的问题。这意味着，即便是在腹股沟疝修补术领域，日本也落后于人。

我决定尝试采用新式腹股沟疝修补术。没有腹股沟专用的人工网膜，所以我用大块的医疗用网膜进行剪裁，做成大木式腹股沟网膜。论文里提到的人工网膜呈简易椭圆形状，而我为了让网膜的形状贴合度更好，也为了能完全治愈腹股沟疝气，下功夫将其设计成了照片（见图 1）上的样式。在腹股沟疝修补术中，我们一般都要测量缺口的大小，考虑到个体间存在差异，所以准备了大、中、小三种尺寸的网膜。

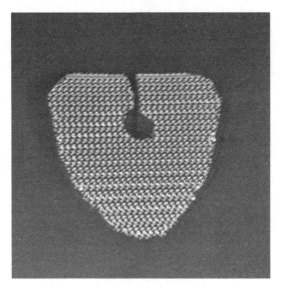

图1 大木式腹股沟网膜

在手术中试着使用这种人工网膜后，术后几乎没有患者自诉伤口处有紧绷造成的疼痛感。大部分的人在术后第二天就可以正常走路了。在调查及询问患者"是否有疼痛感"、"日常生活是否感到不便"等问题后，我确信，今后这种新式腹股沟疝修补术必将取代传统术式。

不过那时，整个日本在腹股沟疝修补术中使用人工网膜的恐怕只有我了。外科主任有时会跑到手术室来看一看，有时又跑去询问接受了新式腹股沟疝修补术的患者的状况。某一天，他这样对我说："我之前也对疝气治疗有自己的意见，也听说你做了一些奇怪的事，我估计你早晚要被骂。但是我去观摩了手术，又给术后的患者做了检查后，我的想法发生了变化，也想试着采用新式腹股沟疝修补术。你下次教教我怎么做吧。"

这正中我下怀，于是我对主任说："主任，之前的手术方式实在不合理。因为缝合缺口会硬拉扯到周边组织，患者肯定会感觉痛。"

不同于胃癌和主动脉瘤手术，初级医生做的疝气手术很难让他们体会到外科的乐趣。因此，当时大部分的外科医生可能并不会在图书馆查阅一些最新的英文期刊，只是按照前辈们教的那样，漫不经心地遵照传统方式做手术。

但是，在日本，这样的疝气手术每年高达十万台左右，所以由不得我们掉以轻心。这件事让我认识到，陷阱总是隐藏在我们意想不到的地方，同时，那里也蕴含着开发和改进的机会。自此以后，我不再轻易相信教科书上写的或者前人教的东西，而总是保持审视的态度。我也知道了所谓"不存在完美的手术和医疗器具"，所有的手术都有改善和进一步开发的余地，这也深深影响到我作为一名外科医生的态度。记得年少时，我曾花心血做了钓鱼用的拟饵，然后凭这个自制的拟饵在钓鱼比赛取得了胜利。此时，我觉得外科手术也类似于钓鱼。

此外，身边的前辈们也帮了我很多。在大宫综合医院的时候，这位主任就是其中之一。他是我的恩师，带我入了外科医学的门，也教会了我作为一名外科医生应有的姿态。他是一个非常大公无私的人，对后辈开发的新式腹股沟疝修补术的优势给予肯定，并在大宫综合医院的疝气手术中推广。渐渐地，使用人工网膜的新式手术方法取代了传统做法。

我匆匆忙忙整理了关于使用人工网膜进行新式疝气手术的论文，随后就出发前往美国。

就这样，我来到了美国，成为了一名无薪医生。数年后，美国的大型医疗器械制造商开始出售疝气手术用的人工网膜，而这些产品和当年我制作的"大木式大、中、小型腹股沟网膜"别无二致。二十年后的现在，使用上述的人工网膜治疗疝气已经成为了基本术式并得到广泛普及。当时的我不了解知识产权，所以错过了大好的商机。不过，在接下来我要介绍的众多发明以及开发过程中，我再也没有重蹈覆辙。

"盗学"明星医生的技术

1995 年 6 月，我和新婚妻子匆忙飞往纽约，成为了爱因斯坦医学院血管外科的无薪研究员。该医学院的血管外科共有十名医生，除了韦特教授外，还有五名著名的医师，是一个配置豪华的"明星军团"。

能够观摩韦特教授等人的主动脉瘤开腹手术和治疗颈动脉狭窄的手术，令我激动不已。在慈惠医大医院一个月都难得碰上一次的手术，这里每天有好几场，而且他们做的每一场手术都极为精准和高效，让我不由感叹，明星医生果然不一样。

然而，我满心期待的覆膜支架术却和论文里描述的完全不一样。不仅覆膜支架本身粗制滥造，而且就算在手术中使用了，成功率也不高。

我留学那会儿，还没有可以直接拿来用的覆膜支架成品。韦特教授等人亲手制作的支架，也不过是拿人工血管和塑料导管组合而成，原材料和做工都很差，手术也接二连三地失败了。因此，学院的伦理委员会决定暂停使用覆膜支架术，直至其有所改良。这些明星医生握手术刀做血管手术的技术堪称精湛，然而在覆膜支架术这样的新领域，他们依然处于技术摸索的阶段。

我想，或许我可以制作出更好的覆膜支架。人工制作覆膜支架需要精细的手上功夫，而美国人的手比较大，所以相对来说，拥有灵活双手的日本人更能胜任。这样思考过后，我立马投身到覆膜支架的改良工作中。当时，我已经打算将来要回慈惠医大医院，所以这会是我留给美国的"日本礼物"。

开发新设备，挑战不可能的手术

现今，主动脉瘤手术治疗中所使用的覆膜支架的直径都不超过七毫米。然而当时，韦特教授等人制作的覆膜支架的直径却有九到十毫米。如上文所述，覆膜支架需要通过导管（可插入血管内的塑料管）导入至患处，而导管需要从腹股沟处的大腿动脉进入血管。如果覆膜支架的直径过粗，为了容纳支架进入血管，使用的导管也相应必须更粗。这样一来，会造成血管损伤等情况。因此，若要让覆膜支架术成为可靠的治疗方法，我必须制作出更加细小、柔软的覆膜支架。

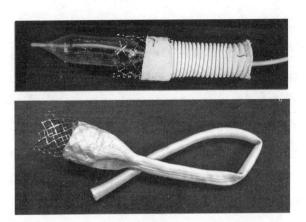

图2　上：初到美国时，美国人制作的覆膜支架
下：大木模型

　　首先，我找到了比韦特教授他们使用的人工血管更为轻薄的原材料，那就是市面上贩卖的手术专用材料。我先将材料撑大，再用针线将其和金属支架缝合起来，缝合好之后的支架需要被折叠起来并塞到塑料导管中。美国的医生们好像特别不擅长这样的手工活，他们手中的支架会被皱巴巴地"揉"在一起，然后被硬生生地塞到导管中。

　　然而，我的做法是，首先用细线将支架紧紧地缠起来，然后一边一点一点地将其塞到导管中，一边慢慢地将细线松开。支架一旦进入导管的话，细线就无法被松开，使用的时候支架就不能被撑开，所以只能像这样一点一点地塞进去。这是一项非常精细的手工活，也是我擅长的领域。此外，我还将用于将覆膜支架扩张开来的气囊的顶端弄得更加平滑，使其能更顺利地被塞入到导管中。

孩童时代，我虽然住在欧洲，但每年暑假都是在母亲的故乡高知县吾川郡伊野町度过的。那时，我最喜欢在家门口的仁淀川钓鱼，每天沉迷于制作钓鱼毛钩和拟饵。所以对我来说，覆膜支架的制作就像是拟饵制作的实际应用，是一项让我既感到怀念又快乐的工作。

此外，覆膜支架上还附有一小片金属片，用来帮助X光确认支架所进入的血管的具体位置。韦特教授他们用的是稍大一点的订针，而这也让覆膜支架的折叠更加困难。为了让覆膜支架整体变得更小，我把订针换成了24K金质地，虽然这个金属片很细小，却能够被X光轻易捕捉到。那时，为了找到更容易被X光拍到的金属，我将所有身边能找到的金属一一进行试验，最终发现，细小闪耀的24K金最容易被拍到。

同时，根据当时在爱因斯坦医学院里接受治疗的患者的动脉瘤的大小，我分别制作了十二厘米、十五厘米的覆膜支架，以及适用所有患者的长款。这样一来，我们就不需要等接收了患者之后再匆忙定制该患者的支架，而只需要根据他的动脉瘤的大小截取适当长度就可以了。从理论上讲，由于改良进一步提高了覆膜支架的适用性，所以它也可以被用于主动脉瘤破裂这样高度危急情况下的手术。不过，主动脉瘤破裂患者的手术需要同时开展心肺复苏术，现场状况非常紧张，所以技术上来说难度很大，对医生的水平要求极高，并不是谁都能做得到。此外，此类患者不管白天黑夜，工作日还是休息日，都会突然被救护车运到医院来。将该装置运用到此类患者身上的研究计划刚制订出来的时候，我花了两年时间来证明其实际应用的可能性，而在这两年内，我全年待命，做好了随时做手术的准备。结果证明，该方式将开腹手术的死亡率从约 50% 成功降低至约 12%。而这样的尝试在世界上尚属首次，后来也在学术会议上受到热议。如今，对主动脉瘤破裂患者施行覆膜支架术已成为了标准术式。

回到当时的情况。经过各种改良的覆膜支架在运用到人体之前需要接受评估。我特地为此做了一个模型来试验。首先，我制作了塑料的主动脉瘤模型，然后用泵模拟人体血压的压力，将作为血液替代的水灌流至血管中。这些器具当然没有成品，所以都是我亲手制作的。在采用模型进行的模拟试验中，我又发现了新覆膜支架的缺点，并再次加以改良。这样的过程反复进行之后，我终于制作出了满意的覆膜支架。接下来要通过动物试验。通常，医学试验中会使用老鼠或兔子作为试验对象，而覆膜支架手术试验需要使用狗，因为狗的血管更粗一点。不过，即便狗的血管稍微粗一点，和人比起来也还是细，所以，将覆膜支架塞入这样的血管并不容易。我们在失败中不断摸索，不断反复尝试，最终，以狗为对象的覆膜支架术成功了。当时，我每天不分昼夜地在医院照顾试验狗，然而，尽管手术最终成功，狗却由于伤口感染最后还是死掉了，真是赔了夫人又折兵。我们总共在三十多只狗身上进行了手术。虽然每天一个人默默在实验室又是改进实验，又是照顾狗，总是忙到深夜，工作异常劳累，但一想到可以将覆膜支架运用到真正的人体手术中，我就激动不已，也全然不觉得辛苦。经过无数次试验改良之后，我终于证明了覆膜支架能被运用到实际手术中。

新的覆膜支架做好之后，我拿给韦特教授看，他称赞道："你简直就是个天才！下次就让我们用这个吧！"

这是我第一次被自己崇拜的明星医生表扬，而且他立马兑现了自己的话。

"Taku（隆生的日语发音对美国人来说好像很难，所以我一直被这样称呼），就固定在这个位置可以吧？固定之后就拉这里对吧？"

就在之前，我还只是个只能进入手术室观摩手术的

"见习生"，而现在，这些明星医生都需要征求我的意见。改良之后的覆膜支架又细又圆滑，覆膜支架术的失败率也因此大为降低。

"Taku，下周要用你的覆膜支架进行手术，你有空吗？你不在的话手术可不好做啊。"

我越洋来到纽约两年之后，终于听到了韦特教授对我说出这样的话。我很走运，因为覆膜支架术是一个全新的领域，和外科医生的从业经验丰富与否全无关系。

改良覆膜支架项目的最后一项工作是完成研究计划书。我花了好几个月，废寝忘食地写完了研究计划书，并最终获得了美国食品药品监督管理局（U.S. Food and Drug Administration，简称 FDA）的许可。终于，覆膜支架做好了正式用于人体手术的准备，闪亮登场。当时没有其他可用的覆膜支架，所以可以说，这个全新的覆膜支架计划书拯救了更多原本无法做手术的患者的命。

翻遍手术室，独自开展研究

在改良覆膜支架的同时，我还开展了另一项实验，那就是使用覆膜支架术治疗颈动脉狭窄。颈动脉狭窄是指血液中的坏胆固醇即低密度脂蛋白产生的斑块造成颈动脉狭窄，而斑块脱落顺着血流掉入脑部的话就会引发脑梗塞。实际上，有四分之一左右的脑梗塞是颈动脉狭窄造成的。

当时，这种疾病在日本并不广为人知，但美国有非常多颈动脉狭窄的患者，因此在血管外科治疗中有重要的地位。颈动脉狭窄的常规治疗方法是进行颈动脉内膜剥脱术，即在颈部动手术，清除颈动脉内的斑块。在美国，这样的手术数量每年可以达到二十万台。

那时的美国已经开始出现了新的治疗方法。该方法采用支架进行治疗（血管内治疗），将支架从腹股沟处的动脉经血管运至颈动脉，从而扩张已经变得狭小的颈动脉。内膜剥脱术需要进行全身麻醉后切开颈部血管，相较之下，支架治疗方法只需要在腹股沟进行局部麻醉，所以对于一些如因心脏病、肺气肿等并发症无法行全身麻醉等病人来说，这是一个行之有效的治疗方法。这在当时的学术会议上也成为了热门话题。

然而，在手术室观摩了颈动脉内膜剥脱术后，我不禁产生了疑问。在颈动脉狭窄情况下，血管本身就因为斑块的堆积而变得狭窄，如果再从内侧将支架生硬地展开的话，难道不会更容易让已破裂的斑块碎片溅落至脑部血管，引起脑梗塞吗？按道理，颈动脉狭窄的治疗是为了预防脑梗塞，而上面的做法难道不是反而增加了风险吗？

我把自己的疑问抛给了当时率先开展颈动脉支架术的"开拓者"们，得到的回答却是"不用担心碎片溅落""到目前为止我们已经用支架术治疗了一百个人，而引发脑梗塞的只有两三人，所以没问题的"之类的话。

即便如此，我的疑问还是没有消除。于是，我制作了试验装置并决定自行验证。我在文具店和一元店（one coin shop）购置了简易的材料并制作出了设备，开始反复做试验。作为试验材料的斑块是我在手术室的垃圾箱里捡来的，都是手术中采集的标本。

"做这样的实验是写不出文章的。你最好用基因做实验，更能得到确切的答案。"看到翻找着垃圾箱、整夜待在实验室的我，美国的年轻医生们好心给出了这样的建议。对他们来说，实验是写论文的手段，论文又是出人头地的工具，所以找课题的时候不能只看兴趣，而要看能不能高效率地得到结论。正是出于这样的原因，他们才会劝告我说，"在不能产出论文的实验上花费功夫，不会对你的业绩有任何帮助"。

但对我来说，只是想在这里学习到比日本更为先进的血管外科手术，然后回国。我也正是出于兴趣才会花心思去探索，仅此而已。

结果，我的试验结果不仅写成了论文，还得以在学术会议上发表，因为我的试验装置再现了支架治疗，通过实证证明了斑块碎片确实会溅落。

这篇论文引发了比我预想的更为热烈的反响。因为，一直以来那些推崇支架治疗术的医师都宣称"这比内膜剥脱术对患者的身体负担更小"，而我的实验结果显然是一个"坏结果"，对他们来说非常不利。这其中就包括了非常有名的加里·鲁班（Gary Roubin）博士，他从正面对我发起了进攻。

学术会议上与著名心血管内科专家对决

"大木医生，斑块的碎片之所以会溅落，是因为你的技术太差了吧！"

在年度经导管心血管治疗大会（Transcatheter Cardiovascular Therapeutics，简称 TCT）上，我正在发言的时候，加里·鲁班博士的这句评价响彻会场，反驳我之前提出的，采用支架术治疗颈动脉狭窄会致使斑块溅落的问题。加里·鲁班博士是心血管内科医生，心脏支架术的开发者。他因使用支架术治疗心脏方面的疾病而闻名。当时，加里·鲁班博士刚开始涉足支架术治疗颈动脉狭窄的领域，受到了诸多关注。

"大木医生好像是外科医生吧？难怪你不能灵活地将导管塞入支架了。要是我来做的话，即便是在你的实验装置上操作，我也不会让斑块碎片溅落。"

被如此呛声，我也只好回应道："那我们就一起做实验吧。鲁班博士，请来我们的实验室，我会准备好实验用斑块，恭候您的到来。"

"好啊，那就去吧。"

美国的学术会议真是令人兴奋。像这样，著名的学者直接接受年轻人挑战，放在日本简直无法想象。然而在美国，不管对方是谁，都会进行一番彻底的讨论。

第二天，鲁班博士如约来到了爱因斯坦医学院的研究室。不愧是超一流医生，鲁班博士技巧娴熟地将支架经血管安装到了实验装置上的斑块处。然而，即便是支架治疗术第一人来操作，斑块碎片还是溅落了。

鲁班博士之后的态度显得非常美式。他坦荡地承认碎片确实会溅落，并提议"一起开发拦截斑块的过滤器吧"。我当然没有异议。于是，我们一起创立了新公司。昨天的敌人会成为今天的朋友，昨天的朋友也会成为今天的敌人，这样的情况在美国司空见惯。以斑块实验为契机，美国出现了开发拦截斑块碎片的过滤器的竞争热潮，各种各样的过滤器被生产了出来。如今，它已经成为了颈动脉支架术中的必用品。

除了覆膜支架和过滤器以外，我还独自或者和企业共同开发了各种医疗器械，以下我将介绍其中两种。原来的覆膜支架主要依靠支架本身的弹力来固定在患者的主动脉处，而这样的固定并不牢靠，很容易发生支架的位移。我很早就发现了这一问题。为了让支架固定得更稳，我和帕罗迪博士（覆膜支架的发明者）一起制作了一种全新的、以螺钉代替支架来固定人工血管的器械。对我来说，帕罗迪博士曾经是遥不可及的对象，后来却成为了我非常要好的朋友。

影响主动脉瘤破裂的危险因子多种多样，其中瘤囊内的压力是导致其破裂的一大要因。于是我和克利夫兰诊所的亚达夫（Yadav）医师一起开发了留置型的超小无线压力传感器，用于监测主动脉瘤内的压力。首先，我们给狗进行手术，在它身上人为地制造了主动脉瘤。第二天，我们将传感器通过导管置入主动脉瘤内，随后，无线压力传感器检测到的压力及其波段通过体外手工制作的无线电天线被接收到，那一刻的兴奋我至今仍记忆犹新。

美国的诉讼风险很高，因此，这两种医疗器械无论哪一种要想在人体上进行首例试验，法律上的难度都极高。所以，我们将螺钉型覆膜支架拿到委内瑞拉，将传感器拿到阿根廷，用这两种医疗器械做了最早的十例手术。在委内瑞拉的医院进行的手术非常艰难，那里的手术室炎热异常，门被打开一半作为共用通道，简直和野战医院没什么两样。基于动物试验和在国外成功开展的手术，我们完成了研究计划书并提交给 FDA，随后亦在美国完成了大规模的临床试验。如今，两种医疗器械都获得了美国的医药品上市许可，得以在市面上贩卖，也在日常治疗中发挥着作用。遗憾的是，由于进口医药品审批滞后的问题（第五章将会谈到这一点），我的祖国日本仍无法使用这些器械。至此，我不时开发新器械，也不时被邀请到以欧洲各国为主的一些国家进行现场手

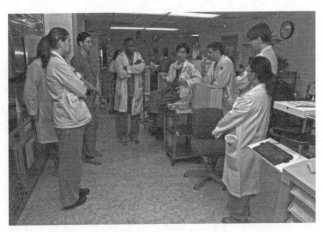

图 3　爱因斯坦医学院的床边教学（bedside teaching）景象

术。为了在这些地方展示新手术和新器械，我去了总计十二个国家。第五章将介绍我关于"日本医疗的未来"的相关思考，这些在世界各国医疗机构的亲身体验和经历成为了我思考该问题时非常好的背景知识。

在做了腹股沟疝修补术的改良后，我坚定地认为"不存在完美的手术"，也把这句话如口头禅一样挂在嘴边。因为，无论是多么标准、先进的治疗方法，都一定存在不断改善的空间。反过来，所有的外科医生都被赋予了开发的机会。我将在下文第五章（"改良手术器械"一节）中讲到，外科医生不应该只是被动地完成工作，因为，如果我们抱着审视、怀疑的态度坚持努力，是可以通过自行开发新器械来改善治疗方法的。如此，我们就可以常常感受到外科工作带来的心动感。

因此，我指导学生时，会建议他们每天安排十分钟作为思考时间。日本也好，美国也罢，那些政府官员和大企业的精英都极擅长收集信息和分析信息，但这些不过是对信息进行"处理"，并不是我所指的"思考"。要想改进手术，应该在什么地方下功夫呢？我的做法是每天给自己安排十分钟左右这样的创造性时间，结果，这让我成功发明了新的器械、改进了手术。这也是我作为一个日本人，以无薪医生的身份来到美国，并最终超越美国的白人精英，成为了那里最年轻的外科教授的原动力。

我的故事说明了创造的重要性和好运对我的眷顾，同时，这也是美国不论人种和学历、重视实力和唯结果论的产物。在日本，是不可能发生留学生几年后就成为教授的情况。同时，我之所以能够在无依无靠的异国他乡废寝忘食、全身心投入工作和研究开发，并多次成功渡过难关，是因为有我妻子的理解和帮助，她牺牲了自己作为医师的职业生涯支持我。此外还有我独一无二的孩子们。家人的存在是我的精神支柱。

无法拒绝的工作机会

让我们把时针拨回到 1996 年。别看上文我很勇敢地发言，但当时在爱因斯坦医学院担任无薪研究员时，我总是沉默无语。虽然也会参加院内会诊，但我并没有任何在这些明星外科医生面前可讲的东西，想必我当时给周围留下的印象就是个"沉默寡言的日本留学生"。还记得我第一次在会诊上发言时，不知谁说了句"啊，Taku 要说话了"，所有人的视线顿时都汇集到我身上。而那时，我搬到纽约已经半年了。

当时，会诊讨论的是一位受到枪击的患者的治疗方案。患者动脉中的血液会在某处流入静脉，出现了动静脉瘘。然而，放射科的血管造影检查却无法找到其具体位置。尽管韦特教授着急地问"有没有谁搞得清楚"，但无人回应。

这时，我举手发言道："我可以说一下自己的意见吗？"我当时坐在最远的位置，从这个位置我观察到，离中弹受伤血管有一定距离的某处血管变得异常粗大。于是，我指出了这个位置。在有针对性地给这条血管进行造影检查后，医生表示，"结果正如 Taku 所说"。似乎也正因为该患者的动静脉瘘离受伤血管的位置有一定距离，所以大家并没有注意到。

明确原因，后续治疗就简单了。在动静脉瘘发生处所在的血管通上导管，然后堵上栓塞材料，就这样救回了患者的一条命。自此以后，我在爱因斯坦医学院也开始慢慢敢于表达自己的意见了。

然而那时，无论是覆膜支架的改良也好，还是以改进颈动脉狭窄的支架术为目的的斑块碎片实验也罢，我都没有取得任何实质性的成果，只是一个人默默地做实验，不断试错。

直到为期两年的留学期限临近结束，情况并无大的改变。从日本带过来的"军费"早已见底，找妹妹借的三百万日元也眼看告急。因为我已经在日本取得了医学博士的学位，所以打算之后让一位年轻的美国职员接手我未完成的实验。于是，我跑到韦特教授那里向他告辞。

"约定的两年期限马上就要到了，我从日本带过来的'军费'也用完了，所以打算回日本。感谢您对我的照顾。"

这么一说，韦特教授的回应却出乎我的意料："I will give you an offer you cannot refuse."（我将给你一个无法拒绝的工作机会。）

这句话模仿了电影《教父》中的名台词。然后，他继续说："Taku，我知道你的研究正进行到关键的地方。而且，你在动物实验等工作上也帮了大家很多忙。所以，在这里多学习学习再走吧。"

听韦特教授这么一说，我不禁正襟危坐，想听听看到底是什么样的工作机会。

"你之后就担任我们的实验室负责人吧。接下来这一年会给你发工资，月薪十万日元怎么样？"

虽然被问怎么样，但在前面夸张名台词的铺垫之下，这开出的工资实在是有些廉价。不过，姑且不论工资多少，让我更为欣喜若狂的是明星医生韦特教授的挽留。我把这件事情向送我来进修的慈惠医大医院的教授汇报之后，他回复："非常好，你继续多学点东西再回来。"就这样，我的留学生涯得以延长，之后没多久，斑块实验进行得也相当顺利。

向慈惠医大医院递交辞职信，背水一战

留美三年期限快到之时，母校慈惠医大医院联系我："留学期限已到，差不多该回来了。"

当然，我自己也是如此打算，于是开始第二次收拾行李（第一次是来美之后的第三周，得知妻子怀孕之后，没有保险的我们打算回国。具体详情在介绍美国医疗实际情况的第一章也有提到）。

然而，当我向韦特教授表达我的回国意向时，他再次以那句名台词回复我：

"I will give you an offer ..."

"韦特教授，这不是工作条件的问题。我想把我在这三年之间所学的东西带回我的母校慈惠医大，并运用到实践中。况且，我没有美国的医师从业资格，即便留在这里也不能做手术，但作为外科医生，我还是想回归手术台。"

对此，韦特教授的回应再次出乎我的意料："唉，我还是希望 Taku 你继续留在这里。你只需要取得美国

的医师从业资格证和永居权就行。然后，由你来担任血管介入治疗科室的主任（负责覆膜支架术和颈动脉支架术），年薪是两千五百万日元。"

从月薪十万日元突然到年薪两千五百万日元，这在日本根本不可想象。同时，要想拿到美国的医师从业资格证的话，本来是需要住院医师的经历和考试的。为了顺利取得这些资格，律师帮我想了一个办法："大木医生开发了许多新的医疗设备和新的手术治疗方式，在覆膜支架领域可谓世界权威。如果能让他留在美国担任医生，将会为提高美国国民健康水平发挥巨大作用。"

律师"创作"出的这么一个夸张的故事，加上数封美国外科教授的推荐信，以及我在学术会议上作报告时的照片和录像，最终，他将这些申请资料汇总并提交给了纽约州医事局。

另一方，慈惠医大医院也给我下了通牒："如果不回国的话请递交辞职信。"其实，时间并不是问题，别说三年了，我同学中就有不少在美国留学长达四五年的。真正让我陷入两难境地，需要做出二选一决定的原因是我留学时从慈惠医大基金处获得的一百八十万日元留学补助金。"大木，拿了一百八十万日元就意味着你需要在完成了留学期限后，回到慈惠医大医院，将所学回报给慈惠医大。所以，如果你想继续留在纽约的话，请辞职。"

我是一个非常有归属感的人，本身并不想辞掉慈惠医大的工作，想回国的心情也极其强烈。然而，韦特教授的挽留和我想要留在美国闯出一番天地的想法最终占据了上风，于是，我偿还了慈惠给我的留学补助金，递交了辞职信，留在了美国。

不成正比的收入和幸福感

之后，我顺利取得美国的医师从业资格证，拿到了永居权，也获得了助理教授（Assistant Professor）的职称。一夜之间，我从研究员成为了血管外科的正式职员，也有了指导住院医师和同事的资格。

此后我的职业发展，在旁人看来可谓顺风顺水。来美的第七年即 2002 年，我接替韦特教授就任血管外科主任一职，2005 年我评上了教授，也成为了爱因斯坦医学院史上最年轻的血管外科教授。

在此期间，我的年薪也依次涨到四千万日元、八千万日元，最后达到一亿日元。然而，和高涨的年薪成反比的是，我的无意义感越来越强。我治疗的病人、讲课的对象都是外国人，并且，对于周围将工作的伙伴视为

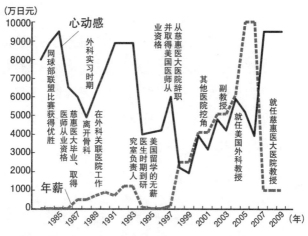

（万日元）

心动感

年薪

图4 到目前为止"年薪及职位"与"心动感"的关系

竞争对手的氛围，我也感到不适。即便成为了最年轻的教授，我却像在无人岛获得了诺贝尔奖一样，徒感虚无。

在第一章，我已经介绍过美国的医疗状况。由于大学医院的各科室采用独立核算的制度，我既要确保血管外科医师及职员三十七人的工资收入，还要负责资金的分配。为了提高收入，我们也购入了高压氧舱并导入高压氧疗法。该疗法是将陷入血行障碍等低氧状态的患者置于舱内，让患者吸入纯氧进行治疗的医疗手段，医师可以从中收取更加高昂的技术费用。然而，该疗法的效果却并不尽如人意。即使对此心知肚明，我们还是导入

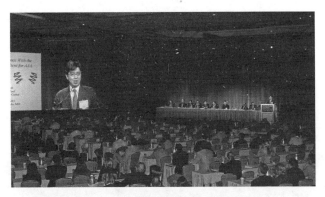

图5　血管介入治疗国际研讨会上作报告的景象

了这一疗法。不管我曾经多么否定充满商业气息的美国医疗制度，如今自己却把灵魂出卖给了潜藏其中的恶魔。

　　某天深夜，医院里，我和三个清洁工一起坐电梯。我听着他们相互打趣、大声欢笑，不禁陷入了深思，我最后一次像这样开怀大笑是什么时候的事了呢？

　　在美国生活的前半段时间，我每一天都过得非常充实，长男长女相继出生，申请并获得了永居权，进行新手术的研究开发工作，忙到没有喘息的时间。然而，随着几项医疗器械开发工作的完成，又当上了血管外科主任、血管外科教授之后，我在美国的生活也渐趋安稳，这让我意识到我好像快忘记患者的笑脸，忘记外科工作带给我的心动感了。

　　某一天，爱因斯坦医学院来了一位日本患者。他的病在日本的大学医院被诊断为"无法治疗的主动脉瘤"，抱着最后一缕希望来找我诊治。我为他进行了覆膜支架

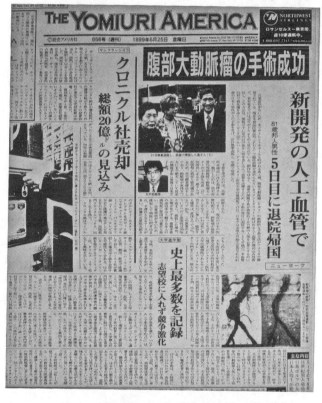

图 6　来爱因斯坦医学院就医的日本人患者

术治疗后，他用日语对我说"医生，谢谢您"，让我久违地感受到了外科工作带来的心动感。

本来，面对眼前受到病痛折磨的患者，我本不该因人种的差异有不同感受，但这句日语的"谢谢"却真真切切地回荡在我的脑海中。在美国的学术会议上作报告的时候，即便一千人的参会者中有一位是日本医生，也会让我突然充满了干劲。在美国，我指导的后辈全是外国人，我想，要是也能教给日本人该多好。我隐隐萌生了这样的想法，要是能在日本开展血管疾病的诊治、要是能指导日本的年轻外科医生，说不定就可以重新感受到那份外科工作带来的心动感了。

当我在美国开始因为感受不到心动感而迷失之际，恰好收到了慈惠医大医院的联系，他们表示，"如果你能回国，我们将提名你为外科教授，希望你能让慈惠的外科再次焕发生机"。

一个完全没有优势条件的工作机会

在爱因斯坦医学院工作的时候，我还收到过几个其他美国大学医院的工作邀请。慈惠医大医院向我询问归队打算的时候，我恰好也收到了哥伦比亚大学的邀请。

此外，还有一个美国大型医疗器械制造商，想挖我过去担任日本分公司的社长。

对比这几个工作机会的条件，会发现除了慈惠医大医院之外，其他工作的年薪都是一亿日元以上。在纽约的时候，我们一家四口租住的是一间月租十三万日元、只有一室一厅的公寓，这间公寓还是我和妻子刚到美国，没有薪水也没有小孩的时候租的，一直住了十二年。十二年来，我们没有房产，也没有贷款，一家人一起过着普通的生活，也拥有一定的私人空间，我觉得这就足够了。飞机的乘席中，能让乘客舒展身体睡觉的机舱被称为"头等舱"。房子的话，我认为只要有能让我舒展身体睡觉的地方，就是"头等舱"，也就没什么不便了。"衣食丰，寻初心"，过多的金钱并不一定能让人幸福，我此时已经对此有真切的感受了。

在纽约的时候，我们一直用的是二手车。即便自己家没有泳池，想去游泳的话也可以去海边或者附近的泳池，想打网球的话可以租用公共网球场。我和我妻子一致认为豪宅豪车和家人的幸福并没有必然联系。

当然，我很感激那家很有实力的美国医疗器械制造商邀请我去当日本分公司的社长，不过，我还是希望继续从事能手握手术刀的工作。我也没有想去哥伦比亚大学工作的想法，因为对于爱因斯坦医学院，我始终抱有一份感恩之心，我追随韦特教授来到这里，在这里获益良多。

最后就是慈惠医大医院了，这里开出的年薪可能只有其他选项的十分之一，我却认为其价值是无法估量的。当时，覆膜支架还没有进入日本的医保目录，血管疾病治疗方面远落后于美国，为此苦恼的患者想必也很多。如果能回到慈惠医大医院，我就能听到这些人说的"谢谢"。一想到能回归曾经递交过辞职信的母校，并和十二年未见的伙伴们再次相会，我感到欣喜万分。

三份年薪为一亿日元的工作和年薪不到前者十分之一的工作，我几乎毫不犹豫地选择了慈惠医大医院。选择工作不同于选车、房。例如，选车的话，只需要通过比较空间、马力、耗油量、价格，选择综合条件更好的那一辆就行。然而，如果按这样的方法，通过比较工资等条件来决定工作的话，自己能否在这份工作中获得满足却无从得知。毕竟，这只能单纯地扪心自问"我最想做什么"，才能知道。而我的答案是"想在日本治疗患者"。此外，那时的慈惠医大医院正处于风口浪尖上，所以我也想"回到母校并为她的再建尽一份力"。这或许并不容易，但意义重大。虽然慈惠给的薪水不及其他几个选择，但对于"丰衣食"来说也已足够，所以我正是秉承着"衣食丰，寻初心"这一想法而作出了决断。

2015 年，在美国棒球大联盟活跃的黑田博树选手毅然回到广岛东洋鲤鱼队，年收入也降至之前的五分之一，成为当时的热议话题。或许，当时的他和我的心境差不多。

当我把回国的决定汇报给爱因斯坦医学院的院长时，他极力挽留我。在这之前，每当我被其他大学医院挖角时，院长都会通过提高年薪来留住我，这次，他似乎又想再一次用钱把我留住。但是，在院长正要开出条件交涉时，我先开口阻止了他。

"不，这次实在不行。不管您给多少钱，我的心意是不会改变的。因为，无论在爱因斯坦挣多少钱，我还是无法给日本人提供治疗，也不能帮助我母校的伙伴们。"

院长只好答应。于是，我结束了为期十二年的美国生活，和家人一起回到了母校。

第四章
变革意识重振外科——安心和使人雀跃的农村社会

疲敝不堪的外科

2006 年 7 月，时隔十二年，我以教授的身份从美国回到了慈惠医大医院。同时，我以四十三岁的年龄就任临床体系的教授，据说这是有着一百三十多年历史的慈惠医大史上最年轻的纪录。

虽说如此，我并非是为了成为教授才回日本的。假如为了谋求地位，我一开始就不会"绕远路"选择当医生，而会成为官僚，或者像父亲一样进入商社。并且，如果笃心研究更好的治疗方法与手术技法的话，就算不刻意追求，当上教授也是早晚的事。因此，我回国的真正原因是为了那份心动感，那份治疗日本患者、指导日本后辈带来的心动感。同时，那时的母校正陷入困境，这也让我有了一种使命感——为了救她，我必须做点什么。

时隔十二年回到外科医局，这里发生的巨变已超出我的想象。以前的慈惠医大医院和和气气，气氛融洽，然而我回国时，整个科室弥漫着紧张的氛围，医生们都一副精神紧绷的模样。这种紧张并非源自积极的、对工作的责任感，更像是一种胆怯的、害怕失败的紧张感。

几年前，媒体大肆报道了慈惠医大医院的一些负面新闻，如慈惠医大附属青户医院事件、对研究经费的不正当使用等。当时的外科希望整合四个独立医局，大刀阔斧地实现组织变革。但事与愿违，外科的向心力反被削弱，陷入恶性循环。

实际上，当时不仅慈惠医大医院，整个医疗体系都在遭受社会批判，陷入了前述的"医疗崩溃"状况。关于为何会产生医疗崩溃、如何重振等内容，我将在下一章详述。总而言之，此时慈惠医大医院的外科医局新入职人员减少、离职员工不断增加，面临严重的危机。

当时的外科，离职员工多过新职员，最严重的时期，总职员人数从二百二十人减少到了一百九十六人，这还包括了被派遣到关联医院的职员。员工减少的恶果在各个方面开始显现。本来，大学医院的医局需要向本院之外的其他各医院派遣外科医生，以支持地方医疗事业，然而在人手不足的情况下，医局也只好将派遣的医生从各医院召回。此外，尽管人员减少，但工作量不变，所以，大家首先面临的是工作时间不断延长的问题。

从填写诊断书到从患者处取得手术或麻醉等的同意书，这些事务在人手充足的时候，大家相互搭把手也能分担得过来，而一旦人手不足，大量的诊疗外的工作都必须由一个人承担，因此加班的时间也越来越长。然而大学医院里，医护人员正常工作时间外的工作量不一定能得到相应的加班费。这就意味着，他们的工作时长增加了，收入却维持不变。

对年轻医生来说，这是攸关生死的问题。大学医院里住院医师的收入并没有普通人想象的那么高。实习医生的薪水甚至远远不及普通企业的新员工。从业二十年左右的正式医师，一周工作五天，能从大学医院得到的平均年收入大概也就四百万日元左右。

因此，大多数员工会利用双休中的一天到附近的普通医院兼职。兼职一整天的话，大概能得到八万日元的报酬。如此一周一次，一个月就能拿到三十万日元，加上本职工作的薪水，年薪差不多可以达到八百万日元。依然不足的情况下，医生会在大学医院值班之外，到普通医院兼职（晚上 6 点到早上 7 点）。事实上，几乎所有大学医院的住院医师都是靠着本职工作和兼职，打两份工才得以维持生计。

然而，同事人数减少的话，大学医院里的住院医师们就没有时间去兼职。我上文说医护人员的工作增加、收入维持不变，而实际情况是收入减少。加上社会上对医疗界的不断批判和投诉，离开医局的人越来越多。当人手不足达到一定程度时，恶性循环就开始了。

我回国时，慈惠医大医院正被卷入"负面漩涡"中，外科医局也岌岌可危，眼看着就要一蹶不振。血管外科也未能幸免，邀请我来血管外科的前辈早已离开，靠剩下两位医师勉强支撑。而且，血管外科不仅在外科，甚至在全院所有的三十二个科室里诊疗报酬（营业额）都是最少的。

"血管外科"的造势活动

我以教授的身份再度回到慈惠医大医院任职之后，首先着手的工作就是重振血管外科。纵观日本全国的血管外科治疗，与发达国家美国相比，特别是在覆膜支架术等领域，尚存在巨大的技术差距。无论是大学医院还是综合性医院，很少有医院会设置独立的血管外科科室，大多都是隶属于"心脏血管外科"，由心脏外科医生兼治心脏以外的血管疾病。就连覆膜支架这一术式，在我回国前都未得到国内的认可，且不适用于保险理赔。

不过，我7月1日回国，就在不久之后的7月11日，覆膜支架术在日本获得了批准。我深感幸运，于是立刻开始致力于普及这项技术的工作。

同时，我也认为，将我十二年间在美国学习到的先进医疗技术推广到祖国是自己的使命。为此，我开始行动起来。

回国一个月后，2006年8月，我们在慈惠医大医院召开了日本血管介入治疗研讨会（Japan Endo-vascular Symposium，简称 JES），并对手术进行直播展示。会议计划是这样的，使用光纤技术将医院手术室的实况传输到大学讲堂，让观众们通过直播观看手术情况。我一边在手术室做手术，一边回答讲堂里观摩手术的医师们的问题，两天内共做了二十台手术。除了手术之外，我还通过直播手术向他们展示了在日本尚未得到认可的覆膜支架术，并讲解了美国的血管外科医疗情况，两天之中几乎都在讲话。

这是我时隔十二年再次参加在日本举办的活动，所以在开始之前多少会有些担心。然而，活动的火爆程度却超乎预想，与会者大约有四百五十人，反响强烈。此后，每年夏天 JES 都会定期召开，而且自 2012 年第六次大会开始，每年来自全国各地的参加者均超过了一千人。

其实，我还在爱因斯坦医学院的时候，就开始以直播的形式展示血管外科手术。该医院每年都会召开韦特教授主持的研讨会，邀请世界各地著名的医生来做讲座，我便提议说"让我在那里以直播的形式展示手术"。

这样的尝试在美国也受到了好评，不仅提高了爱因斯坦医学院的知名度，也让当时医学界持强烈反对意见

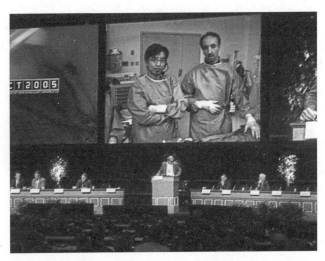

图 7　TCT2005 会议上的直播手术

的人士认识到覆膜支架术的真正效果。虽然我写过很多关于新型手术的论文，不过俗话说得好，"百闻不如一见"，比起理论，果然还是放上直接证据更容易让人信服。对属于守旧派的外科医生们来说，直播手术显然更具说服力。

与最多只能容纳五六人的手术室的观摩相比，直播手术能让多达上万人的医师同时观看，所以教育效果是相当好的。

日本的直播手术复制了国外的经验。2006 年以后，我每年都会定期进行手术直播，毫不谦虚地说，这样的行为为短时间内填补日本与血管外科医学方面的发达国家美国之间的差距做出了贡献。我回国后的第一年，慈惠医院做的主动脉瘤覆膜支架术就占据了全国的半数以上。

患者数量增加的原因是，之前一直被诊断为"无法手术"的主动脉瘤患者从全国各地涌来慈惠医大医院求医。传统的主动脉瘤手术需要大面积切开腹部及胸部，对患者的负担非常大，所以体力明显不佳的老年人以及患有心脏病的患者根本无法进行这样的手术。然而，如果采用覆膜支架术的话，上述患者也可以做手术了。

很多情况下，就算主动脉瘤不断变大，患者也并不会感受到痛苦和难受，因此我们很难预测到它什么时候会破裂，而一旦破裂，患者就会陷入性命攸关的险境中。患者及家属的每一天，对有些人来说甚至是每一刻，都在与不安的斗争中生活。也正因为如此，当手术成功，患者从长期的不安中被解放出来时，自然会对医师报以特别灿烂的笑脸。

我在美国的十二年间，收获了数之不尽发自内心的笑脸和感谢。然而，当我回到祖国，听到日语的"谢谢"时，却重新感受到那种别样的巨大欢喜。不过，回国后最初的六年我过得异常艰辛。刚回国时，慈惠医大医院只有两位血管外科医生，他们从来没用过覆膜支架术。

那期间，我被许多媒体节目介绍，代表性的有NHK《行家本色》系列纪录片，这吸引了全国各地的患者来到慈惠医大医院。因此，我会从早上9点开始在门诊给患者看病，中间没有休息，时间长的时候会连续工作到第二天早上5点，有时需要在门诊连续工作二十个小时。没有门诊的日子，我会从早到晚待在手术室，同时使用两三间手术室进行手术。加上我着手的外科学讲座制度的重建工作（后文将谈到）和每个月一周在纽约进行手术和研发工作，几乎维持着全年无休的状态。那时，因为过劳引发的肺炎、坏死性淋巴结炎、化脓性脊椎炎、药物性肝损伤等疾病，我曾四次入院。

构建安心和使人雀跃的农村社会

规划血管外科新体制的同时，我也接手了新工作。2007 年 4 月，我就任慈惠医大医院外科学讲座的总负责人，开始负责整个外科医局的重振工作。

慈惠医大医院的外科学讲座架构下设有六个科室，分别是消化外科、肝胆胰外科、呼吸外科、乳腺及内分泌外科、儿童外科和血管外科，各科室有科室主任和三名主任教授，全部科室总计二百多名医护人员，是一个"大家庭"。总负责人需要负责整体的统筹工作。当校长指名我任职后，我就绞尽脑汁地思考如何重振已经丧失了凝聚力和士气的外科大讲座。正如第一章的介绍，在美国负责血管外科的整体运营时，我拥有很大的预算权，所以我采用了一种极其简单的方法，即以金钱激励的方式提高下属和职员们的干劲，让整个组织顺利运作。然而，在日本，教授和总负责人都没有决定下属薪水与奖金的权力，所以无法照葫芦画瓢。最关键的是，我已经认识到美国那种以金钱激励制度运营组织的局限性。短期而言，金钱激励制度有助于业绩增长，但如果不能每年甚至永久持续增长下去的话，这个方法就会走入死胡同。运营组织需要中长期的视野，需要可持续的机制。由此，我想起了学生时代曾沉迷其中的"社团活动"。社团活动的运营完全不存在任何金钱激励，却可以让我们如此废寝忘食，倾注无限热情，这是为什么呢？我认为答案是有好的伙伴，以及彼此一起为了相同的目标而努力的氛围的魅力。所以，运营日本组织的时候，我放弃了美国式短视做法，而以社团作为体制构想的原型。

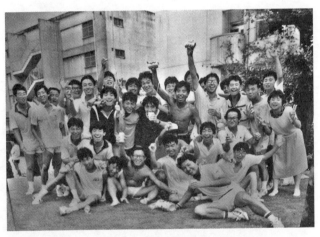

图8　网球部，联盟赛获胜后互洒啤酒庆祝
（作者为中间半裸上身者）

我还确立了"提高医局职员的总体幸福度"这一具体目标。医疗的目的是诊治患者身心，祛除其病痛，以此为社会做出贡献。因此，我们首先要让医院成为每一位职员都能充满干劲地工作的地方。基于这样的想法，并为了让外科医生重拾昔日"光辉"，我将口号定为"构建安心和使人雀跃的农村社会"。

有些人可能对"农村社会"抱有负面印象，认为它是落后的、封闭的。然而，我构想的农村社会是以社团般友爱的氛围为基础，能让人变得开朗的地方，即德国社会学家滕尼斯（Tönnies）提倡的 Gemeinschaft 型社会。Gemeinschaft 意为"共同社会"，英语为 community，指基于地缘、血缘或友情自然形成的，拥有深厚、紧密人际联系的社会集团。

与 Gemeinschaft 相对的 Gesellschaft，是以追求利益为目的、人为形成的社会集团。这种社会集团并不是通过亲情、友情、爱情将人联结在一起，而是以追求利润为共同目的而集结的利益社会。在这种组织集团中，实力主义、业绩主义思想泛滥，最后往往只有胜者能够幸存。

我生活了十二年的美国，更具体说就是纽约，正是一个 Gesellschaft 型社会。这样的组织冷冰冰的，每个人的行动都以自己为中心，奉行赢家通吃原则。当我开始负责母校外科医局的统筹工作时，我心里是将这样的组织形式当作反面教材。

上文我讲到以"社团作为体制构想的基本原型"，

具体而言，是将社团精神作为基础，以高度发展期的日本企业作为原型。近年来，日本企业也奉行实力主义，越来越多企业采取年薪制、合同制。然而，过去的企业基本都是终身雇佣制。那时，就职于日本企业的白领将公司视为一个"村子"，同事就是他们的第二家人。这样的组织里，自己的努力会得到伙伴的表扬，这也有利于公司的发展。这样的组织里，比起在无人岛获得的诺贝尔奖，大家更愿意为"社长奖"而努力，因为这能得到伙伴的祝福，也能带来足够的心动感。

当然，公司内部也会有竞争，但这种竞争并非将伙伴视为对手并互相拉踩、斗争的美国式竞争，而是互相激励、互相促进的关系。即便工作时间很长，以至被称为"企业战士"，他们也能在其中感受到工作的价值和生存的意义。我那就职于商社的父亲便是如此。

用自己的双手行医，从而达到救助患者目的的外科医生本来是一份充满价值和心动感职业。并且，由于不存在"完美的手术"，这份工作还有通过自行琢磨并改善手术方法、研发新术式、新医疗器械获得喜悦的好处。再加上身边有好的伙伴、前辈，工作环境让大家互相激励，可以听到"你今天做了一台很棒的手术啊"、"谢谢你开发了这么好用的器具"的话，这份心动感便得以持续下去，栽培后辈的时候也会更有动力。最后，升职公开透明，在职员离开医局的时候多方为其前途考虑，这样心动感会更增添一分。

然而，只有心动感是不能当饭吃的。在此基础上，再给予他们能从事一生的工作和收入保障，安心感便孕育而生。

下文我会更具体地介绍这些"心动感"和"安心感"。我认为，这种以彼此间的紧密联系为基础的、积极向上的"农村社会"以及由此产生的不计利益得失的无限能量，才是重振外科医局应该走的路。在这个充满光明的"农村社会"，和家人般的伙伴们一起尽心尽力工作，组织健康发展，患者的笑脸与感谢自然会变多。看到身为前辈的外科医生们充满干劲工作的身影，年轻的后辈也会从心底想要成为这样的外科医生。

杜绝不合理的人事安排

"这次的人事安排算是我们欠你的人情，下次的人事安排一定会还你，请再多忍耐一下。"

通过这样的约定，我们能够把医师派遣到偏僻地区的医院，从而维持地方医疗服务的运作。

只有当以信赖为基础的人事安排成为可能，医局才能发挥它作为"人才银行"的作用。医师即便安排到不如意的调动，也可以安心地认为"下次就能得偿所愿了"，并甘心到新的工作地赴任。最近出现的偏僻地区的医疗崩溃现象，其中一个很大的原因，正是由于2004年导入的新医师临床实习制度，使大学医局不能正常发挥其作为"人才银行"的作用。

同时，对于退休后还希望继续工作的职员，医局也可以发挥作用，承担起帮这些人寻找合适工作的责任。因为，即便他们结束了医局生涯，离开了"村子"，医局也有责任帮他们找到第二人生。这在以前的公司和医院都是理所当然的事，所以现在我们要恢复这样的体制，向建设"安心的农村社会"这个目标再迈进一步，这样也能让更多的职员感受到医局是一个可以安心工作和生活的地方。

加强人际联系的村庄活动

为了增强外科医局这一"农村社会"的人际联系和归属意识，让"村子"更加积极向上、有活力，有必要像社团及昭和时代的日本公司那样，让大家一起享受工作以外的时间，共度节日和庆典。

除了新入职员工的欢迎会、同门会、纳凉会、忘年会外，2007年我就任总负责人后，还恢复了已经中断许久的一年一度的慰劳旅行，并策划了一些新活动，如"大木杯高尔夫比赛""每月总负责人晚餐会"。

　　高尔夫比赛一年两次，已经举办了十七届，每次参加者中仅外科医生就有五十名左右，看到外科医生们对高尔夫的热情，我很是欣慰。总负责人晚餐会则在每月的第一个周五举行，我们会将医院附近的居酒屋包场，职员、学生都可以免费参加。

　　总负责人晚餐会开始于2008年1月，那之后到现在一次都没有中断过。到2015年11月为止，总共举办了九十次，平均每次有三十人左右参加，总计约有两千七百人次。

　　此外，以促进外科医局的退休人员与现职员工的交

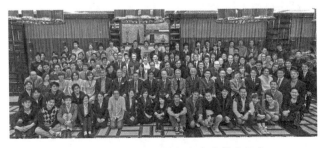

图9　第五十次每月总负责人晚餐会纪念

流为目标的同门会也是重要活动之一。我们的同门会不仅是组织大家一起吃吃喝喝，更是希望借助这样的活动，一方面让前辈通过与后辈的接触，了解到有关医疗前沿的学术信息，另一方面也让后辈听一听前辈讲述历代教授的事迹和他们的回忆。

虽然以前就有同门会，但在 2006 年的活动中，五百名退休会员中只有十五人参加。在退休职员协会会长的帮助下，我们努力宣传了一番，到了 2009 年时，有约二百名退休员工参加了活动。虽然在职时期不同，但大家都是或曾经是医局的员工，如果能通过同门会的活动让大家建立起良好的关系，顺畅地交流信息，介绍患者等的话，就再理想不过了。同时，同门会的年度大会上，我们会选出临床、教育、研究三个部门的"最佳医生"并给予表彰，比起在无人岛获得的诺贝尔奖，这个"能收获伙伴们祝福的社长奖"更让人开心，也有助于提高医局员工的士气。

向学生传达外科的魅力

外科医局有一个"临床实习"制度，让医学生每月在不同科室轮岗，学习临床诊治知识，因此每个月都有新的学生来这里实习。我们也会利用这样的机会，向学生们传达外科的魅力。

首先，我会好好了解每一个学生，并积极热情地和他们打招呼。我会在笔记本上记下每次来的六名学生的姓名、出生地、毕业学校、所属社团等信息。外科医局需要团队合作，所以我们也希望能招揽到具有团队协作能力的员工。

每次在医院碰见他们、打招呼的时候，我会非常留心地叫出他们的名字。许多科室只会将他们称为"实习生"，所以能被叫出姓名这一点就足以让他们开心了。

此外，我会让所有实习生使用手术针线体验作业缝合，并为他们打分，因为即便是这样细微的工作，也可以让他们了解外科医生需要动手这一工作魅力。观摩手术也是非常重要的学习体验，而我特别重视让他们观摩给外来门诊患者做的手术。说起外来门诊患者，很多人会联想到内科，殊不知，在外科接待外来门诊患者是最能让人感受到"冲击"的。因为，大多外来门诊患者手术前都非常不安，然而，当我们和他们一起顺利完成手术后，就会看到他们满脸的笑容。所以说，外科里接待外来门诊患者的手术最能让实习生们亲身感受到患者术前和术后的明显对比，并体会到收获患者笑容的喜悦。不过，手术时，我需要一边做手术，一边不停地为学生进行手术解说。即便是最忙的时候，也要给他们介绍我在第二章提过的手术知情同意书，并教他们如何与患者构建信赖关系。这些工作都不容易，却又非常重要，因为关系到能否点燃这群肩负了外科未来的年轻人的心中之火，所以决不能偷懒。

榜样工作的职场

临床实习和总负责人晚餐会是最大限度地展示外科魅力的绝佳机会。除了这些场合以外，一有机会我也会反复地向他们宣传"外科医生的职业价值在于可以利用自己的知识、技术，亲手治疗患者，真正是一分耕耘一分收获""后辈的培养同运动社团一样可以让你体验内心的雀跃""外科医疗中也有大量研究开发的余地"等职业魅力。

老实说，我有各种各样的业务，本职工作就让我足够忙碌，所以这些活动对我而言是额外的负担。但我深知这些活动能让实习生了解外科的价值和乐趣所在。实习生们都还是医大五年级的学生，很多人或许并不清楚将来要成为哪个科室的专业医生，可以说正是"白纸"一样的状态。如果能让他们不断了解到外科医疗的魅力，看到治疗现场中医师和患者互相信赖的关系，我想，他们就会产生"当外科医生真好"这样的想法。抱着这样的信念，我一直致力于外科"传道"。

但是，无论我多么拼尽全力和学生们互动，如果他们不在一个月内感受到外科医局的魅力的话，我的热情就白费了。因此，我拜托职员们："开心地工作吧。尽量减少在学生以及实习医生面前抱怨！"

首先不管工作内容如何，没有人会想去前辈们在职场不停抱怨的医局吧。反过来，当前辈们能开开心心、充满活力地完成工作时，外科医局的魅力就会自然而然地展现出来。所以，成为让后辈憧憬的职场榜样是非常重要的。

因此，我这样对职员们说："就算勉强强迫自己也好，在学生和实习医生面前要保持笑容。让我们成为后辈们的职场榜样吧！"

我深知职员们的辛苦，本职工作和学习就已足够让他们忙的了，除此之外，他们还需要指导一批又一批学生和实习医生。然而，即便是勉强自己挤出来的笑容，那样的工作状态也可以让周围的气氛变得和缓，从而形成良性循环。

这样的结论也反映在结束了外科医局实习的学生们以及其他学校过来参观的学生们的问卷调查结果上。很多人表示"虽然很忙但好像很开心""前辈们的眼睛里有光""我要把我的志愿改成外科"等等，可知，外科医局给他们留下了一个好印象。

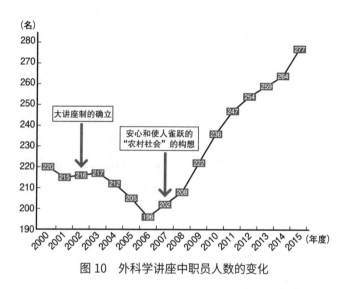

图 10　外科学讲座中职员人数的变化

这也反映在具体数据中。2003 年开始，新入职的员工人数按照八、六、四、四这样的趋势不断减少，而这样的状况在 2007 年的时候迎来了逆转，入职人数以十三、十三、十四、十六、十八、十六、十、十九的趋势每年大幅增加。更令人高兴的是，2006 年以前每年高达两位数的离职员工数量，到了 2007 年以后大幅减少到了每年三到五人。这也是我们努力的成果——一定有越来越多的职员认为医局是个"安心之所"了。离职人数减少，入职人员增加，结果，2006年减少到一百九十六人的外科医生数量逐渐增长到了二百七十七人。当时，全国上下的医院外科离职现象蔚然成风，唯独慈惠医大医院的外科格外受欢迎，获得了各医学院的关注。医局里，职员们之间的人际联系加深，归属意识和向心力不断增强，因此，离职人员减少，年轻人也因为感受到了这个地方充满活力与魅力而选择加入其中，最终形成了良性循环。

回国之后的最初六年，我可以说一直过着没有周末的生活。正所谓"位高则任重"（noblesse oblige），组织中居于高位者必须比医局中的其他职员承担起更多的责任。因此，"村长"必须更加督促自己承担义务，让"村子"的氛围变得更好。现在，我迎来了第九十次的每月总负责人晚餐会，并暂且以坚持到第一百次为目标而努力。

外科医生是世界上最富有的人

我在"写在前面"部分也提到过，我认为每个人都希望"衣食丰，寻初心"，而我也坚持将这一信念传递给学生和年轻医生。人有各种各样的欲望，除了生理欲望外，其他的欲望终究都会因为得到满足而厌倦。其中最为典型的代表莫过于金钱和权力欲。我认为，金钱对于"衣食丰"来说必不可少，然而，金钱过多也并不会让人变得更加幸福。"住"的话，也只需要有个能让人躺下来睡觉的空间就足够了，就算买了豪宅和豪车，人也并不一定会感受到真正的充实。这个道理用我在美国生活了十二年的经历就可以证明——从无薪到年薪一亿日元，我们的房子和车子却从来都没有换过。

钱就像水一样。水对于维持我们的生存来说是必要的，关乎着生死存亡，但过多的水却没有什么意义。

我认为，人最普遍的欲望是"让他人开心"。前面也提到过，我之所以选择成为外科医生，是因为这份工作可以用手术刀治疗病人，让他们开心。

通过让他人开心获得的心动感是金钱买不到的。比尔·盖茨是世界首富，但真是如此吗？不仅比尔·盖茨，全世界的有钱人拥有无数的机会去购买豪宅豪车，以此获得心动感，然而，他们最终选择的都是慈善事业。我想，这也是他们在充分满足自身的衣食住行需求后，体会到应该去追求"让他人开心"、追求"心动感"的结果。

另一方面，外科医生每天工作中都能感受到一种崇高的心动感。来慈惠医大医院看病的患者大多都从较远的地方赶来，他们都在当地医院被诊断为"无法治疗"，所以，当成功挽救了这些人的性命时，那种成就感、充实感是大富豪们在慈善活动上花重金都无法体会到的。

如果说，衣食丰足之后，钱是获得心动感的手段，那么反过来，当我们把外科医生每日感受到的心动感换算成钱的话，外科医生恐怕是全世界最富有的人了。我也经常把这些话说给学生听，用"衣食丰，寻初心"来激励他们。同时，我也会告诉他们"衣食丰足之前不要谈论梦想"。因为，我希望学生们首先要以让自己和家人过上正常生活为目标，达到"衣食丰足"的要求后，再去追求钱买不到的心动感，这一生都不会厌倦的心动感。

在灾区发扬外科医生的精神和体贴

2011 年 3 月 11 日发生的东日本大地震对于整个日本来说都是一件不幸的事。灾后，我们慈惠医大医院外科医局也展开了长期、多方面的赈灾活动，如向灾区派遣医师、寄送物资和救援金等。在这些赈灾活动中，我看到了平时很少有机会体现的外科医生身上的"消防员精神"、社会贡献意识，以及伙伴间紧密的联系。我也深深地为他们感到自豪。仅在此介绍这些活动中的一部分。

3 月 18 日，福岛县立医大医院向慈惠医大医院请求支援，我们医院派遣了外科医生、内科医生、急救医生、护士各一名组成的医疗队出发救援，他们需要在当地逗留五天四夜。外科医局也立即向全员发送了招募派遣医生的短信，站出来说"让我去"的职员共有六十五人，即全员四分之一的人都希望去灾区提供医疗救援。

顺带一提，我们的招募短信上列举了以下申请条件：

① 毕业七年以上

② 想要为外科学讲座和母校贡献自己的一份力

③ 原则上只能是本院、分院的外科医生和其他在职员工

④ 对自己的体力有自信

⑤ 胆大且冷静沉着

⑥ 能得到家人的理解

⑦ 在哪里都能够睡着

⑧ 喜欢吃泡面

有六十五位满足这些条件的职员应征，这让我再一次切身感受到外科医生们的可靠，在危急情况下，他们展现出了与生俱来的救死扶伤的使命感与高远的志趣。

　　除了派遣医疗队支援福岛县立医大外，外科医局还向福岛县南相马市的大町医院派遣了医生。大町医院的院长也是慈惠医大医院外科讲座出身，灾难发生一周后，院长在 NHK 的节目中求救说"医院没有足够的人手和药物，患者不断死亡。我们急需人手，就算不是医生也可以"，想必有些人对此还有印象。

　　地震之后，灾区的医院受到核事故的影响，维持基本生活的水电等供应设备都陷入瘫痪，住院的患者不能正常地留在医院。于是，各灾区医院采取了地毯式搜寻的方式，逐个打探能接收他们的住院患者的医院。

　　因此，我们给多达三十所的慈惠医大关联医院发送了邮件，掌握了这些医院能接收什么样的患者、能接收多少患者等信息，并努力使接收患者的流程更顺畅和高效。在这个准备的过程中，所有的关联医院都回信表示"愿意提供帮助"，让我们深感安心。

　　向福岛县立医大派遣医疗人员的工作从 3 月下旬开始，持续到 4 月 30 日（共十批，总计十人），向大町医院派遣医疗人员的工作持续到 10 月 1 日（共二十七批，总计三十二人），前后持续了半年。这次经历让我又有了一些新的感受，那就是灾难医疗救援队（Disaster Medical Assistance Team，简称 DMAT）这种七十二小时内出动的应急救援固然重要，但长期持续性的支援亦不可或缺，而且意义重大。

大町医院的派遣工作进行到 6 月左右的时候，当地状况逐步稳定，因此，7 月以后，我们同意让那些"无论如何都想要去灾区"的年轻人去做志愿者活动，充分发挥了他们的力量。令人高兴的是，他们从灾区回来后，不管是资深员工还是年轻职员，都异口同声地表示"谢谢你给我这样的机会"。外科医生和消防员有着相似的职业精神。一旦发生火灾，消防员就会奋不顾身地奔赴第一线灭火救人，外科医生在他们的战场上也是一样。灾后伊始，除了日本红十字会的募捐外，我们也自行募集救援金，并最终从职员和外科校友处共募集到了一千三百三十万日元。慈惠医大医院外科学讲座成员们的奉献精神亦让我大为感动。

顺带一提，我们向大町医院派遣外科医生的支援工作在四年之后的现在仍在进行着，不同于 DMAT，现在的派遣活动主要是以为灾区重振工作提供援助的形式展开的。

为各地医疗事业做贡献

向灾区派遣医师之后，我们也开始向各地医院派遣了医师。如今的日本，医师均集中于都市，而离岛、偏远、人口稀疏的地区医师人手非常不足。即便各地的核心大学医院自身的外科医生数量长期不足，也仍需要向县内的离岛、偏远地区医院派遣外科医生。

医师资源局部集中的问题积弊已久。

为解决这一问题，四十七个都道府县通力合作，创立了自治医科大学（自治医大）。每年，各都道府县都向这里输送一两名医学生，他们可以减免学费，作为交换条件，毕业之后，他们有义务回到各自的家乡，在当地从事十年左右的医疗相关工作。

然而，由于部分地区的医师过于集中，仅靠自治医大的毕业生仍然无法解决问题。于是，政府又制定了相关政策规定："没有偏僻地区的医疗从业经验就不能被认定为专业医生。"如前所述，2017 年开始，日本制定了新的专业医生制度，其认定条件之一就是"偏僻地区的医疗从业经验"。但是，偏僻地区真正需要的并不是培训中的医师，而是在某种程度上能独当一面的医师。

同时，偏僻及离岛地区为了招聘医师，开出的薪水会远高出一般标准，而这又造成了原来就在这里工作的医师和新招聘的医师之间的薪水差距。老实说，用政策和金钱保障偏僻地区医师数量的方案本身是有局限性的。

因此，我们想到的方法是，发挥都市的大学医院作为上述的"人才银行"的作用，这些医院在医师人手方面或多或少都有富余，所以可以向偏僻、人口稀疏的地区派遣医师。前面我也介绍过，虽然慈惠医大医院的外科人手并不十分充足，但现在多少有些回旋空间，所以我们立即开始了行动。位于吾川郡的町立仁淀医院是高知县外科医生人手最为缺乏的地方之一，所以在2013年7月，我们向那里派遣了一名年轻的外科医生。

自我继任总负责人以来，八年间，慈惠医大医院外科医局共有一百二十二位新职员加入，其中大约两成是外地出身的医学生。换而言之，慈惠医大医院取得目前的发展，有赖于对各地医学生的吸纳。从这一角度来看，慈惠医大医院确实有义务帮助因为医师不足而发愁的各地医院。

现在在高知县的仁淀医院工作的外派医生，是我们派遣出的第二位经验丰富的外科医生。除高知县之外，我们还开始向宫城县、静冈县、福岛县、栃木县的医院派遣了外科医生。外派期限为两到三年，外派医生的工作本身就是很大的社会贡献，此外，对于在都市长大的外派医生来说，在当地的医疗服务工作也会成为他们本人宝贵的社会、人生经验。同时，这些掌握了最先进的医疗知识的医师轮流被派遣到各地，对当地的患者来说也是好事一桩。我们派遣方、接受外派医生的各地医院和当地居民，构成了三方共赢的局面。这一方法具有可持续性，并不是杀鸡取卵。

当然，我并不认为仅凭慈惠医大医院的一己之力可以解决地区间的医疗资源差距。不过，都市里还有其他像我们一样多少有些空间、可以帮助他院的医院。假如这些医院都能形成类似的向偏僻地区、离岛和人口稀疏地区派遣医师的制度的话，那就不需受政策和金钱的制约，也能逐渐消除地区间的医疗差距了。震灾发生时大家的应对态度，为偏僻地区提供医疗服务并贡献社会的举动，都显示了慈惠医大医院外科是一个充满凝聚力的健全组织，我为此感到十分骄傲。

重建医疗制度靠的是意识上的改革，而非金钱激励制度

从美国回来的第九个年头，我也已经在慈惠医大医院外科医局担任了八年总负责人。如上所述，这一期间，外科医局的职员数量有了大幅增加。然而，即便如此，职员数量仍然不足。因为，增加的人员要么被派遣到了偏僻地区，要么安排他们去读研究生或者留学进修。新的关联医院也在不断增多，这些医院将来或许也会成为他们的"安身之所"。

客观而言，慈惠医大医院已然摆脱了濒临医疗崩溃的困境，逐渐走上良性循环的轨道。但事实上我也没做什么特别的事情。我并没有给大家涨工资的权限，从大学拿到的钱也还是和以前一样。

我所做的，不过是改善环境，让每一个人都可以愉悦地工作，并花功夫提高职员的归属感，让大家重新认识外科本来就具有的魅力。也许可以说，正因为我曾经长年在美国生活，深知美国型社会发展的最后结果，所以才试图让不断美国化的医局寻回昔日的淳风美俗。同时，补充人才，增加医局里每位职员的自由时间，让他们有时间投入到自己的兴趣爱好和科研中，或者保障他们有时间去兼职，最终形成了良性循环。

让人心情愉悦的职场氛围、好的伙伴、可以在这里工作一生的安心感、愿意投入精力的工作、来自相互促进成长的伙伴的认可与喜悦，外科医疗工作中本身就具备了各种让人心动的东西。有了这些心动感，就算工作时间较长、工资比预期少一些，自己也能够开心继续工作下去。

"和好的伙伴一起工作是一种享受。"

只要有了这样的意识，我们自己本身就会发生变化，而我们聚集在一起的职场本身也会发生变化。

第五章
日本医疗的未来

金钱激励制度不适用于医疗界

这些年，为了重建陷入崩溃的日本医疗体制，政府和医疗界提出了几个方案。其中之一就是由厚生劳动省的咨询机构中央社会保险医疗协会（中医协）提议的"手术诊疗费用"（doctor's fee）制度的导入。

所谓的"手术诊疗费用"，是指将到目前为止患者支付给医疗机构的费用直接付给医师个人的制度，比如向做了手术的外科医生支付手术费。美国采取的就是这种方式。对于进行外科手术的医师来说，该方式能起到经济方面的激励效果。

然而我认为，仅仅在形式上模仿美国的话，日本医疗界反而会落入一个巨大的陷阱中。正如我在前文介绍过的，美国的医师和保险公司会围绕着患者的医疗费用问题反复较劲，但这一状况背后存在着以下这些"安全阀"作为保障。

在美国，能进行外科手术的专业医生人数有限，因此技术水平能得到保证。听取不同医师的意见来判断治疗方法是否恰当的"第二医疗意见"制度成熟。存在始终保持中立态度的护士，如果护士判断手术不利于患者，则可进行内部举报，有完备的制度对其进行保障。此外，支付诊疗费用的保险公司是企业，秉持利益至上的立场，因此会严格审查每一项手术是否有必要。

美国能制定如此彻底的制度来保障医疗的安全，是由于社会普遍认为"医师和其他职业一样都是在做生意"。而且，日本的医学生基本都是由父母承担学费，不像美国的医学生都是自己贷款自己承担，所以成为医师的时候都负着债。这里我也给大家介绍几个美国人习以为常地将医师的工作视为生意、完全以金钱激励为导向的医疗界实际案例。

有一位佛罗里达州的心血管内科医生，他的专业是心脏治疗，却在给患者进行心脏血管的 X 光检查时顺带检查了脚部血管，从而发现了一些无须治疗的微小病变并施行了支架治疗术。2012 年，该医生被司法省追诉，认为其收取的二十一亿日元治疗费过高，加上其患者中也有人死亡，被认为是进行了非必要的脚部血管治疗所致。2013 年，纽约的血管内科医生投入六亿日元的广告费来召集患者，并谎称健康人士的检查结果"存在异常"，为这些完全没必要进行手术的人施行了支架治疗术，最终被 FBI 逮捕。他们的罪状是，七年间收取的八十四亿日元诊疗报酬中至少有二十亿日元属于诈骗收入。然而，另一方面，日本社会认为"医生不会做坏事"，普遍持医师性善论。一直以来，即便日本完全没有像美国那样的多样化审查制度，医疗体制也顺利运作至今。如果将美国式的金钱激励制度导入这样的日本的话，会发生什么呢？

我看到了美国的医师和商人，在既定的规则中将成王败寇的规则玩得游刃有余，几近丧失伦理观和道德观。与之相对，日本的医师至今都靠着使命感和伦理观支撑，虽然付出的成本低，但他们的表现依然出色。然而，如果导入金钱激励制度的话，我认为传承至今的日本式医疗中好的一面就会发生变质。

我相信，日本的医师大多都是有志向的专业人士，但当钱哗啦啦地撒在眼前，还是会出现一些产生"这个治疗虽然没有必要，但为了钱还是可以做"之类想法的道德败坏的医师。并且，除了金钱激励以外，还有像行业手册排名等利用功名心和好奇心的强大激励制度。反过来，虽然没有强有力的金钱激励，在我的专业领域，也还是出现了一些治疗脚部血管闭塞的闭塞性动脉硬化症患者的医疗事件。因此，日本血管外科学会得到公开授权后，在全国范围内展开实况调查，经专业的血管外科医生判断，其中有一百二十二例属于不恰当治疗。其中 83% 的病例同美国事件性质相同，都是心血管内科医生所为。一百二十二例中，脚部没有症状、不需要施行支架术的有三十五例，而其中的十三名患者在治疗后反而出现脚部疼痛，五名患者因脚部或脚趾坏死进而不得不进行切除手术，其中一名患者死亡。如果什么都不做，这些患者显然现在也会活得好好的。2014 年，这份调查结果在学会上公布，以期从业者能自我纠正。此外，最近媒体报道的腹腔镜手术的医疗丑闻，部分也是出于功名心等动机而强行做手术造成的。

　　日本当前尚未形成美国那样严格审查手术室及诊室里医师行为的制度。没有做好这些准备前，又在原本作为日本医疗基础的医师性善论已经出现动摇的状况下，贸然导入金钱激励制度的话，日本医疗制度可能会变得更加糟糕。当然，正如第一章所述，建立美国式审查机制会造成巨大的时间和金钱浪费。根据现在的《医师法》，以营利为目的、采取股份公司形式运营的医院也是不被认可的。基于这些理由，我认为应该坚持日本现行的法律。

同时，最近，相关部门开始越来越频繁地监察、整顿医师与制药公司之间的合作情况及利益冲突的问题，并制定出旨在使公司支付给医师的讲座费用及研究费用透明化的制度。但是，医师靠行医赚钱并实现职业发展这一利益冲突更加严重的问题却无人质疑。因此，各专业学会开展了前文所述的实况调查，以期发挥自我纠正的功能，这既是行业使命，也是社会对医疗界的要求使然。

迄今为止，日本的医生大多是在一周一休的恶劣劳动条件下工作的。虽然我反对金钱激励制度和医生手术诊疗费用制度，但改善各科室医师的待遇，特别是住院医师的待遇，极有必要。

医疗器械审查滞后的问题

一些在欧美地区已经得到普遍使用的新医疗器械，在日本却因为没有得到国家的承认（药事认可），而不能被纳入医保使用。这一情况被称之为医疗器械审查滞后（device lag），是日本医疗体制众多问题之一。顺带一提，药品使用中也有相同的情况，称为药品审查滞后（drug lag）。

由于器械审查滞后的问题，日本的患者不仅得不到最先进的治疗方法医治，也会体会到和等待器官移植治疗一样的不公平感。

例如，日本比美国晚了九年才引入覆膜支架术，如果大家都不知道这种新技术的存在，那倒也没什么大问题。但是，当今社会，大家都能通过网络迅速知晓全世界的医疗技术信息，所以不可能认识不到日本和美国的差距，也不可能像以前那样因为接触不到信息而平静地生活。

"在日本的医院被告知'无法进行开腹手术，已经没有其他治疗方法了'，但听说美国的医院有覆膜支架术的治疗办法。"

这样的患者一多，就会出现和器官移植一样的情况——因捐献者的数量远远不足而造成患者的普遍不满。虽然在九年之后，日本也引入了覆膜支架术，但导入并使用这一先进的植入型医疗器械毕竟还是比美国晚了好几年。

那么，为什么会出现医疗器械审查滞后的问题呢？

在日本，无论是药品还是医疗器械，如果想要在医保范围内使用，就必须事先得到厚生劳动省及其下属机构医药品医疗器械综合机构（Pharmaceuticals and Medical Devices Agency，简称 PMDA）的医药品认证许可，然后才能取得保险适用权。

根据对人体造成风险的程度高低，PMDA 将医疗器械分为四类。听诊器等对人体危害极低的为第一类（一般医疗器械）。电子血压计及消化器官用导管、X 光设备等风险相对较低的为第二类（管制型医疗器械）。人体植入型的覆膜支架、心脏起搏器、人工关节、脑动脉瘤栓塞等医疗器械则被划分为第三、四类。而第三、四类医疗器械（高度管制型医疗器械）要取得医药品上市许可的话，原则上需要具备人体临床治疗试验数据（听诊器等第一类医疗器械则不需要）。

迄今为止，日本不管哪个领域的医疗器械制造商，没有任何一家有过在美国贩卖高技术含量、高收益的第三、四类医疗制品，并取得业绩的经历。这让号称制造立国为本的日本恨得咬牙切齿。

造成第三、四类医疗器械审查滞后的原因有许多，这些因素还互相牵扯。其中最大的问题是，对于欧美制造商来说，从成本效益的角度来看，日本的医疗器械市场并不具备吸引力。也就是说，过小的市场规模造成了过高的进入壁垒。

在美国，针对第三类（相当于日本的第三、四类）器械，FDA（相当于日本的 PMDA）会基于科学数据就产品的安全性和有效性进行仔细审查，因此制造商为了取得医药品上市许可，必须提交包括人体临床治疗试验数据在内的大量资料，也需要有强大的交涉能力。我旅居美国期间，也曾作为第三类器械的开发者和具有丰富临床治疗试验经验的主管医生（责任人），与FDA打过交道。从我的经验来看，毫无疑问，器械通过FDA的审查难度极高。

例如，为了取得被划分为第三类器械的覆膜支架的FDA许可，光我们提交的用于证明安全性和有效性的文件，堆积在一起厚度就超过了三厘米。

美国占据了全世界医疗设备市场约40%的份额，因此各大主要医疗器械制造商为取得美国的医药品上市许可并在其境内售卖，都不惜投入大量财力和人力以克服高难度的审查之关。

另一方面，欧洲都是一个个分散的国家，市场规模小，加上保险制度存在差异，医疗器械的售卖价格比美国低了70%左右，市场吸引力小。但是，那里不存在像FDA一样的专业审查机构，只需要一些相对简单的手续，即通过所谓的CE认证[1]，就可以批准上市。实

---

[1] 即欧洲合格认证（CE Marking）。欧洲合格认证规定大部分在欧洲经济区（EEA）销售的产品，都需要印上"CE"标志。该标志代表产品制造商或服务提供者确保产品符合相应的欧洲联盟指令，且已完成相应的评估程序。该解释引自维基百科网站。

际上，第三章中介绍的我们独自开发的覆膜支架也成功取得了 CE 认证，而且并不需要临床数据。总的来说，美国是高难度、高回报，而欧洲、南美、亚洲各国是低难度、低回报，均达到一种市场平衡。从制造商的立场来看，无论哪一种市场都具备了经济合理性。

与之相对，日本的市场，包括医药品市场（六点九万亿日元）与医疗器械市场（两万亿日元），规模都仅次于美国，是全世界第二大市场。但二者占全球市场比重分别为 13%、10%，与美国的 40% 相比，还是要小得多。

另外，就医药品审查难度而言，日本的药事法极为严格，还有 PMDA 这种专业审查机构，所以取得医药品认可的难度和美国一样高。也就是说，日本的市场是高难度、低回报，导致医疗制造商都对其敬而远之。

基于这些情况，欧美的主要医疗制造商通常的产品开发、售卖的流程如下：

① 首先，尽早在欧洲各国及南美等国家开始售卖，部分产品视情况在这些国家接受审查。

② 准备充分后，在美国进行临床治疗试验，取得 FDA 认可。

③ 之后，有余力的条件下，将在美国取得的临床

治疗试验数据翻译成日文，提交给 PMDA。

因此，无论 PMDA 的审查有多迅速，只要制造商继续遵循以上流程，由于器械审查滞后这一制度化问题带来的时间差的存在，即便制造商快速申请、PMDA 快速审查缩短一些时间，也依然治标不治本，不能从根本上解决问题。

厚生劳动省为了解决医疗器械审查滞后的问题，方便欧美制造商早一点进入到日本的市场，制定了突破性效果加成算法[2]、有用性加成算法[3]及快速申请加成算法等鼓励政策，但依然不能真正解决医疗器械审查滞后的问题。

以解决问题为目的的机制

2006 年的时候，医疗器械审查滞后的问题被媒体广泛报道，PMDA 为了解决这一问题，招揽了更多具

<hr>

[2] 突破性效果指新医药品的作用机制的有效性和安全性可以客观地呈现，并对疾病的治疗有显著改善。针对这些具有突破性效果的新医药品药效的计算，以原有药物为比较基准，采取最大可以达到 100% 的加成计算。

[3] 有用性指的是新医药品虽然没有达到突破性新药的程度，但也显示了高效性和安全性，最大可以达到 45% 的加成计算。

备较高审查能力的人才。

实际上，从 2008 年左右开始，PMDA 的审查人员急速增长，审查期限有所缩短，但正如上文所述，作为制度问题存在的医疗器械审查滞后仍无法解决。

这种情况下，日美共同治验这一计划终于出台了。为了实现日美共同治验，2005 年日本制定了行动协调（Harmonization by Doing，简称 HBD）政策。日美共同治验，正如字面意思，指的是从最初阶段开始，制造商将治验的设计和协议书同时提交至 FDA 与 PMDA，并进行交涉，同时完成临床治疗试验，合理地通过审查，最终在两国同期获得上市许可的计划。

然而，在日美双方代表参加的 HBD 会议上，由于两国药事法和民法的差异等，该计划迟迟未能推进。最关键的一点在于，承担治验风险的医疗器械制造商不愿采用日本的设施开展与美国同步的治验。理由如下：

① 在日本，具有按照世界标准开展并完成治验经验的医院和医师有限。

② 日本的医院不具备能够担任治验协调者的人力资源。

③ 众多的治验数据和承诺书等需要繁忙的医师在工作间隙处理，极易造成数据不完整。

④ 会出现参与治验的患者申请过晚的情况。

因此，美国的治验一旦进入日本的医疗机构，就可能出现数据不完整、违反协议等情况，使治验进展受阻。出于对这些风险的担心，欧美制造商都对日美共同治验敬而远之。

我在美国当了十二年的外科医生，期间也作为治验主管医生和多个制造商参与到器械设备的临床试验中。自行开发器械器具的时候，我也做过治验设计、协议书起草的工作，有和 FDA 交涉、完成临床试验、向 FDA 提交数据、取得医药品上市许可的经验。因此，一定程度上我也获得了欧美制造商与美国 FDA 的信赖。

2006 年 7 月我回到日本，在此之前，我正好在美国作为运营委员会的成员参与到下肢闭塞性动脉硬化症专用药物洗脱支架的治验计划之中。这项计划后来成为了首次"日美共同治验"的项目。因为我的回国，包括慈惠医大医院在内的几个日本医疗机构也作为治验机构成功参与到了计划中。我很清楚美国的治验规则和情况，所以由我担任日本方面的治验主管医生，也稍微减少了上述制造商和行政人员对日美共同治验的担心。

世界首次日美共同治验的结果

就这样，2007 年，日本和美国开始同时开展药物洗脱支架的治验。但由于 FDA 和 PMDA 从来没有相关经验，所以日美行政当局刚开始的合作并不算顺畅。

这次的治验是为了检验治疗下肢闭塞性动脉硬化症的新型药物洗脱支架的有效性，即检验预防闭塞进一步恶化的效果。因此，我们将新的药物洗脱支架与旧有的未涂抹药物的金属支架随机分配，进行比较试验。

我认为，这次治验的成功关乎"日美共同治验的可行性"和"将来能否解决医疗器械审查滞后的问题"，所以在这一过程中拼尽了全力。包括慈惠医大医院在内的参与到这次治验中的四个医疗机构都是抱着"代表全日本"的心情，严格遵守协议中的规定，完整地收集数据，并以震惊世界的速度完成了患者登记。

该新型药物洗脱支架发挥了符合预期的效果，和旧有的金属支架相比，成功降低了疾病复发率。当一年观察期内的数据收集和分析完成，制造商同时向 FDA 和 PMDA 提交医药品上市许可的申请书时，却发生了一件意料之外的事情。

2012 年 1 月，当美国的许可还未下发之时，日方却先对其进行了批准。而直至 2012 年 11 月的时候，FDA 才终于发放了医药品上市许可。这次旨在改善日本医疗器械审查滞后的尝试中，却产生了预料之外的逆向医疗器械审查滞后的结果。

在美国，新型器械的价格都由市场机制来决定，而日本则是全国统一定价。同时，之前为了降低医疗费用，日本倾向于压低价格，即缩小内外差价。然而我认为，日本当局不妨也可以考虑一下稍微提高器械的价格，将其视为一种投资，是不是这样就可以诱导欧美制造商将新型有效的昂贵器械更早投入到日本呢？

医疗器械国

理所当然，这次成功的经历给其他竞争厂家乃至日美行政当局带来很大的震撼。这证明了日美共同治验的可行性，扫除了制造商们对于在日本开展治验的担心，因此也推动了之后的几次日美共同治验的展开。

距今为止，日美之间共同开展了八个共同治验项目，其中七个属于血管外科领域的器械，而其他科室使用的器械则还没有日美共同治验的先例。

然而，如果有几个血管外科领域的共同治验项目成功的话，我相信，骨科、心血管内科、脑外科等其他科室参与到日美共同治验中去也只是时间的问题。

日本使用的主动脉瘤覆膜支架、心脏支架、人工关节、心律调节器等医疗器械基本都是美国企业制造的。1995 年，我以无薪医生的身份来到美国，而第十年成为了外科教授，这一切的开端就在于改良覆膜支架。

正如我在第三章所述，极为重要的是，我们日本人可以通过自己擅长的微小化（miniaturization）作业，将美国人制造的粗糙器械改良成精细、高安全性的器械。只要我们国家拥有引以为傲的"匠人工艺"，医疗器械的开发、制造都不在话下。

少子化、老龄化导致依靠人口增长实现经济发展的模式无法持续下去，另一方面，日本无法像发展中国家一样依靠廉价人力资源获得发展，所以必须从既往的依靠低技术含量的制造业的发展模式转向高技术、少量生产、高利润的产业发展模式。

这里介绍的先进医疗器械的开发中正蕴含了以技术立国的日本开拓未来的可能性。然而，日本几乎不曾开发过先进医疗器械器具，主要原因是重要的技术专利都掌握在欧美制造商手中，以及上文提及的，开展临床治验的环境并不友好。由于没有专利，即便日本制造商制造出新的医疗器械，也必须要在和实际使用情况相去甚远的美国完成临床治验，总而言之，难度过高。

今后，一旦日本形成了良好的治验环境，医疗器械审查滞后的问题就会得到解决，不仅如此，也能让日本的"匠人工艺"在开发高利润的医疗器械器具领域发挥作用，这或许就可以成为经济规模不断缩小的日本打开发展瓶颈的一个方法。怀抱着这样的期待，我不断推进相关工作，并在今年第一次收获到了果实。

第一次让这个愿望成真的成果是泰尔茂[4]（Terumo）公司开发的 Misago，它是治疗脚部闭塞性动脉硬化的支架。我和泰尔茂公司一起与 FDA、PMDA 协商，确定并推进了其相关的日美共同治验方案，该项目由七所日本医疗机构、三十二所美国医疗机构在共同协议下同时开始招募患者参与试验。我向相识的美国医师朋友表示，实现日美共同治验是日本的夙愿，对日本具有重大意义，也获得了他们的协助。以技术立国的日本开发的支架最终不负众望，发挥出了预期的性能，试验成果卓越。2014 年，试验结果在美国的学术会议上发表，2015 年被刊登在医学杂志上。此后，期待已久的时刻在 2015 年 6 月到来，一封来自 FDA 的批准上市通知书

---

〔4〕 日本大型医疗器械及医药制品企业，成立于 1921 年，其产品被一百六十多个国家和地区广泛使用。

翩然而至。这是日本史上第一个得到美国认可的第三类高附加值医疗器械（日本为第四类），而且 FDA 的批准也来得非常干脆、迅速。日本是在世界数码相机市场上占据了 70% 份额的制造大国，趁着这个风口，我热切期盼日本可以加快进入有高附加值的植入型医疗器械领域的步伐。

改良手术器械

改革慈惠医大医院的医局制度、开展日美共同治验、在日本普及覆膜支架术及提高血管外科的地位……自 2006 年回国以来，我主导的这些大项目都获得了顺利推进。得益于此，我也接受了新的挑战，其中包括对外科医生手术必用的器械进行改良。

正如上文我回顾疝气手术和开发覆膜支架的经历时所说的，不存在完美的手术和医疗器械。因此，所有的手术和器械中都潜藏着改进、开发的余地。要是十年后外科医生还在做着相同的手术，这难道不是外科医生的懈怠吗？与主要负责新药开发的基础研究者和科学家不同，只有真正参与到手术中的外科医生才能够改进手术、发明器械，因此也可以说，做这些开发工作也是外科医生的使命之一。

基于这样的想法，我新开发了八种手术器具，这里介绍其中之一，剪切之后可抓取的剪刀。本来，手术中，剪刀剪切之后需要抓取的情况下必须要换工具。然而，由于手术主刀者的视线不能离开手术部位，所以"递交器械"的护士会在主刀者旁边做好准备，等待其发出"剪刀！"这样的指示，然后再将相应器械递给主刀者。

假如这样的行为只有几次的话尚可，但在一场五到六小时的手术中，器具更换的次数高达几百次。次数一多，即便护士能非常及时地将要更换的器具递给主刀者，也还是会打乱手术的节奏，给主刀者带来额外的压力。如果一种手术器具有多种功能的话，便能减少手术参与者的压力，也能缩短手术时间，当然，最终是对患者有好处。

为此，我们开发了"大木剪刀"，一种兼具在外科手术中最常使用的"剪"和"抓"两种功能的手术器具。它的原理非常简单，即给剪刀的尖端部分增加能像镊子一样能完成"抓取"动作的功能。有了这样的器具，手术中器具更换的次数就能大为减少。

你可能会觉得，尖端有两厘米不能剪东西的剪刀不好用，然而，我们在日常生活中用剪刀剪东西（手术中的话就是剪手术线、组织）时，很多情况下使用的其实都是剪刀的中间部分，所以，即便剪刀的尖端变成了镊子，也不会让剪刀大幅丧失其剪切的功能。

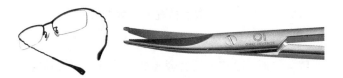

图 11 "大木发明"不会滑落错位的眼镜与可抓取的剪刀

我们与福井县鲭江市的夏蒙（Charmant）公司也合作过开发项目。很多人可能对夏蒙这个名字并不陌生，这是一家以生产高级眼镜闻名的眼镜制造商。如果和欧美企业合作的话会有利于将产品推向国际市场，但正如我在治验立国的章节里所阐述的那样，我还是希望通过这样的合作，发挥日本的技术，促进日本产业的发展。

新开发的手术器具被命名为"大木发明"并开始售卖。后来，我们又和夏蒙一起开发了"不会滑落错位的眼镜"。戴眼镜的人都有眼镜滑落错位的经历，而对于外科医生来说，手术中眼镜错位更增加他们的压力。因为，手术中需要保持手部的清洁，不能自己调整眼镜的位置，只能让护士帮忙戴好，或者用脸抵着旁边同事的肩膀，让眼镜正位。所以，外科医生们要么用胶带将眼镜固定在额头，要么就是束一字巾。我也曾经尝试去几家眼镜店找寻不会滑落错位的眼镜，却发现，眼镜的卖点通常是轻便、好戴，并没有以"不会错位"作为卖点的产品。但我想，并非只有外科医生才需要不会滑落错位的眼镜，所以试着向夏蒙建议，希望他们制作"不会滑落错位"的眼镜。但由于我是眼镜业的外行，所以一开始他们并没有对我的建议上心。之后，夏蒙在全国范围内的眼镜店开展关于顾客满意度的问卷调查，结果发现，"滑落错位"在所有不满意见中位列第一，夏蒙这才开始研发新产品。

现如今，"不会滑落错位的眼镜"早已投入市场。不管是剪刀还是眼镜，即便都是些惯用已久的工具，但根据不同的用途，也都还有很大的开发空间。而对于外科医生这份职业来说，可以通过自己的双手改造这些工具，并加以使用，最终实现造福他人的目的，真是一个让人可以充分享受心动感的宝库。

为了让医疗器械成为日本成长战略的一部分，我努力组建由日本的纤维厂、金属加工厂构成的团队，希望能制造出带有高附加值的、日本产的覆膜支架。然而，正如上文所述，要想在美国取得医药品上市许可证和售卖权，并非单纯制造出好的东西来贩卖就行了，而是需要经历长期测试和临床试验，还需要和行政当局博弈……可谓困难重重，所以我也有所觉悟，深知这样的理想并非一朝一夕就能实现。

医疗的终极目的

"你们认为医疗的终极目的是什么？"

我经常问医学生这个问题，而大部分的学生会这样回答："活得更久！"

不能说这是正确答案。我认为，医疗的最终目的是消除痛苦和郁愁，我也一直都把这两件事放在心上从事医务工作。

疾病和伤痛带来的痛苦只是纯粹的"恶"，所以首先必须要把这个"恶"消除。而后，如果不幸患者死亡，医生要做的就是不要让这个患者和他的家人留有遗憾。我认为，这就是医疗的目的。

比如，这里有两种情况，一种是八十多岁的高龄患者死去之时抱有对医疗失误的疑心、对医生的不信任感，或者即便没有死亡也遭受并发症的折磨，而另一种是四十多岁的患者因患不治之症最终死亡，但曾经配合信赖的医生一起努力医治过。前者看似足够长寿，所以应该没有遗憾，而后者似乎因为活得不够长而充满遗憾。然而事实并不尽然，虽然后者给身边的亲人带来的经济和精神损害更大，但从抱憾的程度来看的话，后者反而更低，这也是对我们的医疗行为结果的认可。

近期非常流行按照手术台数和手术死亡率给医院和医师排名。然而实际上，我在纽约时所做的手术的死亡率绝对不低。我的手术对象中罹患动脉瘤的患者大多都是其他大学医院介绍过来的，很多人都被那些医院诊断为"无法手术"。所以，给这些人做手术本身就具备一定的风险，有可能出现更高的死亡率。我在日本的情况也类似。

我曾经收到过一封来自因手术而死亡的患者家属的信。这位患者就是在 NHK 电视节目《行家本色》中出现过的川崎安女士。安女士非常了不起，她自己本身患有主动脉瘤，却一直照料有着肾脏方面疾病的丈夫，积极向上地努力生活。

安女士的主动脉瘤在其他医院被告知无法手术，已束手无策，不仅如此，她的治疗难度相当大，需要使用分支型覆膜支架，而当时并没有几个医师有能力使用这一器械。到目前为止，我做过几十台类似手术，没有出现一次死亡病例。

手术进行了十二个小时，最终顺利完成。我到现在仍记得，完成手术后，安女士笑着说："啊，孩子他爸一直在等我，这下终于能回家了。"

然而之后，安女士发生了被称为"缺血再灌注损伤"的严重并发症。尽管我和同事一起彻夜抢救，但第二天下午，安女士还是成为了不归之人。

"非常抱歉没有成功挽救您的家人。"

虽然手术本身成功，但当我低头向患者家人表达歉意的时候，心里某处还是隐隐难受。然而，那之后，安女士的女儿们意外造访了我。

"衷心感谢各位医生。幸好选择了做手术，我们的母亲也应该没什么遗憾了。"

"请各位不要内疚，我们希望看到大家为工作而骄傲的样子。"

安女士的家人并没有一丁点责备我的意思，甚至还对我表示感谢。就连告知安女士周年忌日的信中，也和一年前一样，满是对慈惠医大医院的谢意。

不用说，能够通过手术挽救川崎安女士的性命是最好的。但现在的结局比起被宣告无法手术、放弃治疗，就这样死去之后，家人才了解到其实存在治疗方法而后悔不已要强得多吧。

慈惠医大医院的血管外科每年手术量约六百台，其中约三百台为主动脉瘤手术，估计这也是我回国之后世界上完成此类手术量最多的地方。来找我们的约半数是被全国的大学医院或基干医院[5]告知无法手术而被放弃治疗的患者。正如我在第四章中介绍的，与大多数按照"日程表"等待死亡平稳降临的癌症患者不同，主动脉瘤患者时刻面临着未知的恐惧，他们不知道瘤什么时候会破裂，而瘤一旦破裂就会立即死亡，所以被告知无法手术后，患者余下的人生是非常不容易的。因此，就算是高龄患者，我也觉得他们很可怜，感到必须为他们做点什么。

遗憾的是，我所做的手术中还是出现了几例死亡，死亡率约为2%。但是我相信，接受了手术的大多数患者和家人都没有留下遗憾。从这个意义上看，我可以自负地说我的成功率接近100%。并且，不接受任何治疗的话，多数患者都需要在恐惧中等待动脉瘤破裂，最终死亡。所以，毫无疑问，手术是有意义的。

老实说，由于连日的手术和门诊、履行教授的职责和做课题研究等工作，我的身体承受能力早已濒临极限。我曾经因为过度劳累生病而住了四次院。给我看病

---

〔5〕 可以进行第三次紧急救护（按照医院所能承担的医疗急救难度，日本医院可分为初级急救医疗机构、第二次急救医疗机构、第三次急救医疗机构）或具备同等能力的医院，除了部分特殊的专业医疗行为外，该层级的医院可以提供高度紧急情况下的医疗救护和完善的看护。

的医师建议我接受正式的治疗，并且进行长期休养。但我没有那么多的时间。有很多人还等着我去帮他们消除病痛和郁愁。为了打破无法手术的这道障碍，为了开发出更好的器械、改善手术方法，在培养出继任者、建成"安心和使人雀跃的农村社会"之前，我想还是姑且先搁置我的"安心"休养计划吧。

《读卖新闻》专栏连载

(本书作者执笔，刊于 2006 年 2 月 13 日至 6 月 23 日)

外科医生之见解　来自美国①

少数精英：
高收入的美国专业医生

我来美已经十一年，主要在纽约当地的大学医院工作，在十二个国家的医疗机构做过手术，一年做的手术量约为四百台。虽然我专攻主动脉瘤等血管疾病的治疗，但在日美两国医疗第一线工作的经历也让我看到了日本医疗界中存在的诸多问题。其中之一就是对外科专业医生的培养问题。

外科领域的专业医生在美国是非常受欢迎的职业，高收入是其高人气的理由之一。粗略估算，住院医师中普通内科医生的年收入是一千万日元，而心脏外科医生则有五千万日元，脑外科医生为四千五百万日元。

与之相较，在日本，开设私家诊所的医生收入更高，而住院医师的话无论哪个科室收入均偏低。例如，大学医院教授的年收入是在一千万日元上下。

由于美国医生待遇优厚，如果不在竞争中取胜的话就无法成为外科医生。每年，美国会培养约三万名的新医师，但外科实习医生的名额只有一千多。这是美国为了让每位医师保证有一定数量的手术台数而刻意设置了专业医生人数上限的缘故。

正是由于这种制度，美国的外科医生成为了少数精英，也能够维持优厚的待遇。

所以，进入专业医生领域的竞争率远超 1：10，只有学生时代和医师国家考试成绩均优秀的学生才有机会进入候选之列。之后，他们还要在五年的实习过程中，在各个专业领域积累几百台手术的经验，并通过笔试和口试之后才能成为专业医生。

在这个实习过程中，他们也还要面临不断的考试和实操测试，一旦被断定为不合适就会被淘汰。因为选拔如此严苛，所以人们一般说起"外科专业医生"时，都还是很有信赖感。

另一方面，日本没有专业医生人数的上限，从业领域也可以自由选择，所以供需无法达到平衡。例如，日本有约六千名脑外科专业医生，折算成人均比的话是美国的五倍，居世界第一。这也使得每位外科医生缺少足够的实际手术经验。

在美国，"掌握一门技术需要足够的经验"是一个常识。然而我们不得不承认，在日本的医疗体制之下，无法保证每个专业医生都能掌握优秀的技术。

我也在日本的大学医院做了八年的住院医师，但有时一个月中也难得能接触到一台血管疾病的相关手术。我意识到这样是无法掌握技术的，所以才去了血管外科领域的发达国家美国。

日本当然也有许多优秀的外科医

生，但由于没有人数限制，也没有竞争，很多外科医生都会感觉到不安，这是不争的事实。美国的医疗当然也有各种问题，但在专业医生的培养方面还是有值得日本学习的地方。

外科医生之见解　来自美国②
如何判定医疗行为是否恰当：从犯罪的角度来进行医疗审查的日本

1999 年的某一天，我家收到了纽约州医疗行为监督委员会（OPMC）的来信。内容是询问我经手治疗的患者 Y 的情况。委员会是由公费运营的第三方机构，有约二百名专属医师，专门调查存疑的医疗行为。

Y 的病情是颈动脉狭窄，颈动脉属于头部血管，这一病症有可能引发脑梗塞。因为他本身还患有严重的心脏病，所以我没有采用手术切除的方法，而是采用金属管（支架）扩张血管这一新型手术方法进行治疗。然而不幸的是，手术结束几天后，Y 因为心肌梗塞而死亡。因为该手术治疗方法是美国首例，所以我推测这次调查的事因是出于医院的内部举报。

OPMC 的调查是由专属医师向被怀疑的医师询问情况，从而判定事情的黑白曲直。调查主要是出于内部举报，或者是患者的请求。对有问题的医师进行的行政处分，分为吊销医师执业资格、警告、无罪释放等五个级别，并且，除了无罪释放外，其他处分都会在网上实名公开。光纽约州，每年就有约三十人被吊销医师执业资格证。

负责我这个案子的专属医师是一位退休的血管外科医生同行，他经验老到，因此拙劣的辩解显然是行不通的。他深知医疗中没有"百分之百"的把握，也了解患者本身患有严重心脏病的情况，所以最后裁定我无罪。

日本的情况又是如何呢？前阵子，福岛县立医院有位妇产科医生因为给产妇做剖腹产手术而造成产妇死亡，这一行为被警方怀疑存在医疗过失，医生本人也遭到了逮捕。

存在杀人意图或伤害目的而造成死亡的情况另当别论，发达国家中只有日本是由警察直接介入普通医疗诊治行为的调查，并以刑事处罚的手段追究结果责任。然而，负责调查、判断事故是否属于犯罪的警察和检察官都不是医疗领域的专业人士。

即便在日本医疗界的第一线，从专业人士的角度看来，有许多行为虽然不能称之为"犯罪"，但也属于不恰当的医疗手段。然而，逮捕、调查犯罪行为的处理方式不仅对医师来说不公平，也不利于防止类似行为再次发生，反而会导致医疗界的畏首畏尾。

没有一个医生是从一开始就为了谋害患者而行医的。对于日本来说，医疗界需要的不是判定某种行为是否属于犯罪的机构，而是一种中立的组织，该组织能以专业的标准认真调查、审视某种医疗行为是否恰当，同时具备强大的裁决权力。

患者有疑问可以委托这类专业机构调查。由于此类机构能实施公正的审查，对于那些尽管尽了最大努力却还是有可能在某天被突然当成"犯罪者"的医生来说，也会是一个好消息。

日本认可世界标准治疗方式晚人一步

有一位居于日本的八十一岁男性A先生，被诊断出罹患"腹主动脉瘤"，即腹部有搏动性肿块，若放任不管，就有肿块破裂并导致死亡的风险，因此需要进行一项大手术，开腹将主动脉置换为人工血管。

然而，A先生还患有严重肺病，甚至需要随身携带氧气瓶，心脏血管外科的医生说"风险太高，不能手术"。他不由担心动脉瘤不知哪天就会破裂，逐渐变得连家门也不敢出，整天战战兢兢地待在家里。

看不下去的家人偶然在网上了解到，位于纽约州我工作所在的医院不需要开腹就可以治疗该疾病，所以他们在2001年来到了美国。治疗费用

约为六百万日元，全部为自费承担。我们对他进行了局部麻醉并成功进行了手术治疗，手术后第四天，他开开心心地回国了。

我们医院采用的是不用开腹、通过腹股沟处的穿刺口置入支架管进行腹主动脉瘤治疗的方法，这在美国也是第一家。虽然日本已经普遍使用支架术治疗心绞痛，但在主动脉治疗领域，厚生劳动省并未认可任何支架治疗方法，也没有对其进行积极推进。

大约在十年前，美国已经将手工制作的支架运用于治疗。1999年开始，经美国食品药品监督管理局认可的制造商制造的支架开始在市面上销售，A先生来美国的时候，支架术在欧美国家已经成为标准的治疗方法。

动脉瘤领域的支架治疗在日本以外的其他发达国家都得到了医疗许可，也被纳入保险广泛采用。美国每年超过六万台的腹主动脉瘤手术中的半数，我院该类手术中超过八成，都采用了该治疗方法。日本显然也有许

多无法行开腹手术的患者，但是在美国已经认可该技术八年后的今天，日本仍然没有得到许可的制造商制造的治疗动脉瘤的支架。

为什么会这样呢？因为，在日本取得医疗器械许可的手续很复杂，而且临床试验治疗中不能使用保险又导致成本上升，加上不管是企业还是政府部门都没有足够的人手处理此类事项。日本相关部门中审查医疗器械的职员不足美国的十二分之一。

日本独自开展临床试验来检验医疗器械和药品的安全性和有效性具有一定意义，因为一些医疗器械和药品虽然在欧美国家先行得到许可，之后却发现并没有效用或者被滥用，而日本的制度有利于防止这种情况发生。但对于日本的患者来说，他们需要等上许多年才能接受世界标准的治疗，这未免也太可怜了。

除此之外还有许多除了日本外全世界都在使用的医疗器械和药品。在医疗器械和药品的认可方面，日本应该在客观审视国际评价的基础上，实现与国际的进一步接轨。

外科医生之见解　来自美国④
日本的医疗费偏重检查费和药品费

CT（计算机断层成像）装置是现代医疗中不可或缺的工具之一，通过它可以迅速了解身体内部的情况。这种昂贵的检查机器已经普及到全世界，其中三成以上在日本。而日本的人口仅是世界人口的约五十分之一，CT装置在日本集中程度之高可见一斑。

除此之外，日本对治疗流感的药物奥司他韦和抗生素的使用量也占到全世界的三成。

日本有九千多家医院，而人口是日本的二倍以上、拥有广袤国土的美国只有五千家左右。换算成人均床位数的话，日本是美国的三倍。

近年来随着老龄化的发展，日本医疗费用不断高涨，已成为了一个社会问题。政府也开始为削减医疗费采取行动，如提高患者在医院窗口自费支付的比率，同时大胆减少支付给医疗机构的诊疗报酬。

听到自付比例提高，大家一定会

认为日本医疗费用很高吧。然而，即便将医疗保险的支付费用包括在内，日本不管是人均医疗费用，还是医疗费用在国内生产总值（GDP）中所占的比例，在七国集团（G7）中都是最低的。

日本花费的医疗费用绝对不多。然而，医院数量庞大，昂贵的检查机器和药品用起来也毫无节制。从这一角度看，日本医疗可谓"奢侈"，所以也导致了社会上对"乱检查"和"乱用药"的大量批评。

日本医疗费用消耗的这种结构，对于在医院工作的住院医师和护士等医疗从业人员来说绝对不是一件好事。

大家可能会觉得医生很富有，实际上这主要来自对开私家诊所的医生的印象。虽然开支大，但开私家诊所的医生的平均收入确实是住院医师的两倍以上。而住院医师的收入其实并不高。

此外，住院医师的工作相当辛苦，值班之后第二天还要正常工作，80%以上医师的每周工作时间超过了法律规定的四十个小时，过度劳动

的情况相当严重。和美国相比，日本护士的工作状况极为严苛，但他们非常有奉献精神。

美国的 CT 机器数量不过是日本的十四分之一，但我作为外科医生在美国工作的十一年中，从来没有因CT 数量不足而感到不便。同时，虽说用药量小，也并没有很多患者的流感和感冒久治不愈。

美国的医疗费用是日本的七倍以上，但这些费用并没有被浪费在检查机器和药物上，而是用在了改善住院医师、护士等职员的待遇上。相较之下，日本相对较少的医疗费用大多被花费在了检查机器和药物上，而对作为先进医疗支柱的医护人员的待遇的考虑显然不够。因此，日本也应该减少医疗费用的浪费、改善医院工作者的待遇。

外科医生之见解　来自美国⑤

医师的前途选择遵循市场原理

美国有许多外籍医师，我也是其

中之一。这一群体大多是为了指导最新医疗技术或进行学习而赴美，也有部分人是出于经济方面的考虑。

20世纪90年代后半期，位于纽约的我们医院中，麻醉科医生的过半数以上都是医学专业出身，他们主要来自俄罗斯和其他东欧国家。这让人很头疼，因为手术中密切的语言交流是确保手术安全最基本的要求，但他们的英语能力很糟糕，加上他们的知识都是在医疗不发达的国家学习的，所以也不具备最新的药物以及麻醉法相关的知识。

美国每年有一万八千名医学专业毕业生，此外还有约九千人的"外籍部队"，这些人都要接受成为医师的训练。为了成为专业医生，他们要申请参加训练项目，而这些项目设定了人数上限，实力不佳的人就不能如愿走上自己想走的路。当时，麻醉科没有什么人气，所以一些水平不够高的外籍医师就流入了这个领域。

在美国，医师前途选择也遵循市场原理。供需关系决定医师的待遇。麻醉科有一阵不太受欢迎，造成了专业麻醉医生的供给（量与质）的下降，各医院为了招聘到麻醉医生而提高了薪水。这样一来，麻醉医生的平均薪水提高了约30%，对待遇的变化嗅觉灵敏的医学生顿时争相选择麻醉科，于是麻醉科又一跃变成受欢迎的科室。如此，虽然没有行政手段的干预，但也自然而然地解决了专业麻醉医生不足的问题，我们医院的手术过程也变得大为顺畅了。

与之相较，在日本，只要是住院医师，不论科室、业绩，其薪水都是根据毕业年份等"年功"来决定的。因为薪水不反映供需关系，所以无法和经济动机扯上关系。更不可思议的是，大医院里，某个科室越是医师人手不足待遇越低。

大学医院等地方的住院医师从医院拿到的薪水较低，所以他们必须利用周末和晚上的时间去其他医院兼职来补贴收入的不足，这就是当下医院的实情。然而，一些科室里，医师数量不足会导致工作更加忙碌，他们兼职的时间相应也被占用了。因此，一旦人手不足，就会陷入"繁忙——收入减少——想来的人进一步减少"这样的恶性循环。

现在，日本的妇产科、麻醉科、小儿科都是这种状况，而这些科室都是不可或缺的重要科室。另一方面，脑外科、心脏外科的医师和设备却都处于过剩状态。针对这种情况，厚生劳动省提高了一些科室的诊疗报酬，但这种统筹性经济调整的作用其实是有限的。

一些人可能会反对将市场机制运用到医疗领域，但其实这是有好处的。如果这个机制能调整医师的供需平衡，一定程度上将业绩反映到待遇上的话，将会有助于解决不同科室医师数量的不均衡问题，也有利于改善偏僻地区医师不足的问题。

外科医生之见解　来自美国⑥
医疗保险公司
要求顾客"卖房子"

美国的医疗界也有应该向日本学习的地方。日本的一大优点是实行全民医保制度，所有国民都被纳入公共保险，享受医疗服务。而美国有四千万以上的国民没有保险。公共保险只限于残障人士和老年人，所以约六成以上的人需要购买企业运营的民间商业保险，这样的制度也导致了一些悲剧。

一位七十九岁的女性到我们在纽约的医院进行了胸腹主动脉瘤手术。她的主动脉已经出现膨胀，放任不管的话很可能会破裂而死。这场手术需要同时大面积切开胸腹，前后共花费了五小时。〔正文中为八小时。——编者〕

虽然手术很成功，但由于是个大手术，患者本身高龄，又长期患有肺病，所以恢复缓慢，在医院里住了五周。出院后需要照顾，又转入了护理院。之后，患者又因为肺炎和褥疮反复住院了好几次。

某天，这位病人的女儿给我打了电话，哭诉她母亲购买的商业保险设置了年住院天数和康复设施滞留天数的上限。保险公司通知她住院天数和康复设施滞留天数都已经超过上限，并需要支付保险公司超额部分的四百万日元，之后的治疗费用也都需要自行承担。

保险公司还明示她，如果支付不了这个费用的话就需要卖掉自己住的房子。病人的女儿把合同翻出来向律师咨询，律师表示这份合同上有她母亲的签名，保险公司陈述的内容也都以小字的形式写在了合同里，因此无能为力。

最终，这位女儿接走了年迈的父亲，卖掉了父母住的房子，想方设法地偿还了母亲的医疗费，但四个月之后，她母亲还是离开了这个世界。父亲因为同时失去了妻子和房子，受不了打击，住进了身心疗养机构。这对老夫妇只是单纯地签了一份合同，却最终招致了一家人的悲剧。

企业是以追求利润为目的，把国民的健康保险交由他们负责的话就可能会发生上述悲剧。美国被称为契约社会，但也会出现负面情况，越会把弄游戏规则、玩得风生水起的人越会被认为厉害，而粗心大意的人则会被视为愚蠢、自作自受。这家保险公司的社长工资是八亿日元，这笔钱完全来自于顾客的医疗费用。

日本的全民医保制度尽可能地让国民以低廉的费用享受广泛的医疗服务，同时设置了自费上限，是一种高额疗养费制度。这一医疗保险制度也受到了世界范围内的广泛称道。在日本，国民能够享受正常的医疗服务，几乎没有人会因为付不起医疗费而不得不卖掉房子。

现在国会正在审议的医疗改革法案中提到，要将拥有与在职人员平均工资水平相当收入的老年人的自负比率提高三成，这反映了将增加患者的自付比例的趋势，想必很多人对此抱有不满。现行制度固然也存在效率低下等各种问题，但我还是希望日本的医疗制度能保持既有的大框架不变。

外科医生之见解　来自美国⑦

高达二百亿日元赔偿额的弊端

最近，纽约地方法院做出了一个惊人的判决，将一位新生儿的脑瘫归结为妇产科医生的医疗过失，认为是

163

其没有为产妇实行剖腹产，强行让她自然分娩的行为所造成，所以判处这位医生支付二百亿日元的赔偿金。

美国实行陪审员制度，就连赔偿金额都由从普通人中选出的陪审员来评定，而原告律师让脑瘫的幼儿出庭，让陪审员们产生了强烈的同情心理。结果，出现了二百亿日元这一巨额赔偿数字。

美国是世界上首屈一指的诉讼大国，律师数量是日本的五十倍。为了防范诉讼风险，医师们都很辛苦。我作为一名血管外科医生，每年要负担约七百万日元的保险费用，用于应对医疗索赔。而这在日本只要六万日元。

美国的医疗总费用是日本的七倍，达到二百万亿日元。考虑到医师们用于医疗索赔的保险费用，包括这超出常理的二百亿日元赔偿金都是从医疗费用中挤出来的，因此美国的医疗费用高这一事实也就不足为奇了。

诉讼社会的弊端不止如此。美国很多医师经常一边担心着"要是惹上官司就麻烦了"，一边给病人看病。

非必要的剖腹产盛行也是医师们以上心理的一个反映。

20世纪70年代，纽约市的剖腹产比率占所有生产的5%，进入21世纪后则超过了30%。虽然剖腹产具有时间上的可控性、无痛等优势是一部分原因，但医生害怕诉讼风险也是一大要因。

过去二十年间，时不时有因为自然分娩导致婴儿脑瘫而闹上法庭的例子。但即便剖腹产数量增长如此迅猛，纽约市的脑瘫发病率在三十年间也没有任何变化，因此也可以说，生产方式和脑瘫并不存在因果关系。不过，站在医师的角度，他们都还是希望尽可能减少诉讼风险。

诉讼作为解决纷争的方法，无疑是有意义的。但现在，美国的医疗诉讼已经走向了极端。

美国存在这样的机制，如果患者和家人对医疗内容有疑问，可以委托专家展开调查，一旦确认有问题，就可以对相关人士做出行政处分。因此，民事诉讼就是为了获得字面意义上的医疗赔偿。然而，日本的医疗诉讼虽然也在增多，但并非单纯为了追求医疗赔偿，大多数诉讼案例是为了"搞清楚发生了什么"。所以，假如日本也像美国一样贯彻行政处分的话，情况或许也会生变。

为了切实救助医疗受害人，日本应该尽快确立无过失保证制度，确保无论医生是否存在医疗过失，受害的患者都能得到救济。另一大要务则是培养具有审查医疗过失的专业素养的法官。在医疗诉讼方面，我希望日本能以美国为反面教材，找到适合自己的解决医疗事故和纷争的途径。

外科医生之见解　来自美国⑧
在日本本土培养血管专业医生

纽约有一位六十五岁的男子，被家庭医生发现颈动脉血管有杂音，经由介绍来到我们医院。经 B 超检查后，我们确定了他患有颈动脉狭窄症，即动脉硬化导致了血管变狭窄的病症。颈动脉狭窄症是脑梗塞的主要原因之一。

假如狭窄程度超过 80% 的话，每年有 5% 的风险发生脑梗塞，所以即便没有出现症状，也需要预防性地考虑进行"颈动脉内膜切除术"。若身体状态不适合做手术的话，也可以施行支架术，在其血管中置入网状金属管支架。

这位男性患者选择了做手术。手术持续了约一小时，我们在他脖子上切开了四厘米的口子并打开血管，摘除了血管里堆积的斑块。

这类对伴有动脉硬化的血管病施以手术或覆膜支架术来处理就是我的专业血管外科的工作。我在美国当了十一年的外科医生，对比日美两国，消化科和呼吸科的手术方面日本的水平要高一些，而在采用覆膜支架术治疗血管病的领域，美国具有压倒性的优势。

例如，在美国，这种颈动脉手术每年达到二十多万台，而日本的数量不足其 1%，只有不到二千台。脑中风在两国都是第三大死亡原因，因此我不认为需要治疗的患者数量会有如此大的差异。

除此之外还有其他血管疾病，包括导致血管膨胀、破裂致死的主动脉瘤，肾脏血管太细导致高血压或肾功能不全的肾动脉狭窄症，脚部血管堵塞使得走路时小腿疼痛甚至导致坏疽的闭塞性动脉硬化症等，都是些老年人容易罹患的疾病。

请不要因为年纪大而轻易放弃。只要进行旁路手术、移植其他血管，或者不进行切除而置入导管进行治疗的话，就可以缓解脚部和肾脏的症状。美国从十年前开始就不再用切除的方法治疗胸部和腹部的主动脉瘤，支架术早已成为标准治疗方法，而日本还没有厚生劳动省认可的手术器械。

美国几乎所有的医院都有血管外科。而日本的八十所大学医学系中，只有四所有提供血管外科指导的专业教室，其他多数大学都将血管外科设置在"心脏血管外科"之下，视其为附庸。

随着老龄化社会的发展，需要血管外科技术的人一定会越来越多。有一些在日本得不到治疗的患者甚至特地跑到美国，来我们的医院寻求治疗。

我抱着"想在日本培养治疗血管疾病的专业医师"这样的想法，就任了东京慈惠医大医院血管外科教授一职。从下个月开始，我会移居东京，负责诊疗和教育事宜。我希望能通过自己的工作，将在美国学到的先进知识和技术在日本加以运用。

IRYO SAISEI: NIHON TO AMERICA NO GENBA KARA by Takao Ohki
Copyright © Takao Ohki 2016
All rights reserved.
First published in Japan in 2016 by SHUEISHA Inc., Tokyo.
This Simplified Chinese edition published by arrangement with
SHUEISHA Inc., Tokyo in care of Tuttle-Mori Agency, Inc., Tokyo

图字:09 - 2021 - 596 号

图书在版编目(CIP)数据

医疗再生/(日)大木隆生著;谭甜甜译.—上海:
上海译文出版社,2022.6
(译文坐标)
ISBN 978 - 7 - 5327 - 8998 - 6

Ⅰ.①医… Ⅱ.①大…②谭… Ⅲ.①医疗保健事业
-概况-日本 Ⅳ.①R199.313

中国版本图书馆 CIP 数据核字(2022)第 072069 号

医疗再生:日美现场报道

[日]大木隆生 著 谭甜甜 译
责任编辑/张吉人 薛 倩 装帧设计/张擎天

上海译文出版社有限公司出版、发行
网址:www.yiwen.com.cn
201101 上海市闵行区号景路 159 弄 B 座
启东市人民印刷有限公司印刷

开本 787×1092 1/32 印张 5.5 插页 3 字数 76,000
2022 年 8 月第 1 版 2022 年 8 月第 1 次印刷
印数:0,001—8,000 册

ISBN 978 - 7 - 5327 - 8998 - 6/ R·004
定价:36.00 元